Narziss Ach

Untersuchungen zur Psychologie, Philosophie und Pädagogik

Verlag
der
Wissenschaften

Narziss Ach

Untersuchungen zur Psychologie, Philosophie und Pädagogik

ISBN/EAN: 9783957006219

Auflage: 1

Erscheinungsjahr: 2015

Erscheinungsort: Norderstedt, Deutschland

Webseite: http://www.vdw-verlag.de

Cover: Foto ©Helene Souza / pixelio.de

Untersuchungen

zur

Psychologie

Philosophie u. Pädagogik.

Herausgegeben von N a r z i ß A c h,
O. Professor der Universität Göttingen.

Vierter Band
(Erstes und zweites Heft):

R. H e i n r i c h, Über Komplexbildung u. Assoziation,
A. P e i s e r, Untersuchungen zur Psychologie der
Blinden.

V e r l a g: Akademische Buchhandlung
G. C a l v ö r N a c h f. A. R e b e r
Göttingen 1924.

Die **Untersuchungen zur Psychologie, Philosophie und Pädagogik** erscheinen in der Regel in zwanglosen Heften, die zu Bänden von ca. 20 Bogen (320 Druckseiten) vereinigt werden.

Der Preis pro Band ist sehr niedrig gegriffen und beträgt **6 Gmk.**, für das Ausland ist der Preis der Valuta entsprechend. Einzelhefte werden nicht verkauft.

Die nächsten Hefte werden u. a. auch mehrere Arbeiten aus den Gebieten „Intelligenz und Arbeitsschule," sowie über die Lehre von der Determination enthalten.

Das Erscheinen der „Untersuchungen" hatte unter den bekannten schwierigen Umständen der Zeitlage zu leiden. Sie werden jetzt wieder in regelmässiger Folge herauskommen und zwar unter dem erweiterten Titel **„Untersuchungen zur Psychologie, Philosophie und Paedagogik"**, da auch mehr paedagogisch orientierte Arbeiten mit in den Bereich der Veröffentlichung aufgenommen werden sollen.

Abgesehen von Originalarbeiten werden die „Untersuchungen" in Zukunft gelegentlich auch Referate über wichtigere Arbeiten bringen.

Der Herausgeber.

Über Komplexbildung und Assoziation
von Dr. phil. Richard Heinrich.

Einleitung.

Die vorliegende Arbeit hat es sich zum Ziel gesetzt, das Verhältnis zwischen der Komplexbildung und der Assoziation der Elemente einer Untersuchung zu unterziehen; bestimmter gesagt, experimentell zu entscheiden, ob etwa die Komplexbildung auf einer festen Assoziation der Elemente beruht, und, falls nicht, ob die Komplexbildung wenigstens immer eine feste Assoziierung der Elemente *bewirkt*. Diese Fragen sollen auf einem Gebiete behandelt werden, aus welchem die Assoziationstheorie ihre stärksten Argumente gezogen hat, auf dem Gebiete der sinnlosen Silben. Durch Versuche mit permutierten Silben wird gezeigt werden:

1) Es kann auch dann zu einer festen Komplexbildung kommen, wenn *keine* festen Assoziationen und keine günstigen Bedingungen für eine Assoziierung der Glieder des Komplexes vorhanden sind.

2) Es kann zu einer festen Komplexbildung kommen und dennoch nicht zu einer Assoziierung der Glieder.

3) Es sollen die Eigenschaften von Komplexen permutierter Silben, sowie die Eigenschaften permutierter Silbenkomplexe experimentell vorgezeigt und die Vorgänge untersucht werden, welche bei der Ergänzung und Reproduktion solcher Komplexe stattfinden.

Die Versuche wurden im psychologischen Seminar in Königsberg Pr. in der Zeit von Januar 1920 bis März 1921 ausgeführt und fanden unter der Leitung von Herrn Prof. Dr. med. et phil. Ach statt.

4

Als Versuchspersonen waren tätig:

Fräulein Assmus (G), Herr stud. rer. pol. B r z e z i n s k i (M.), Herr Dr. phil. D i t t m e r s (B), Herr stud. phil. F r e i - m a n n (A), Frau G ö r l i c h (H), Lehrer Herr stud. phil. K r i s t u k a t (L), Lehrer Herr stud. phil. L i e w e r s (D), Herr stud. phil. P a s s a r g e (E), Blindenlehrer Herr stud. phil. P e i s e r (J), Fräulein stud. phil. Q u a s s o w s k i (K), Fräu- lein R a u s c h n i n g (N), Herr Dr. jur. S c h a c k (F), Lehrer Herr stud. phil S i m o n e i t (C).

Die später benutzten Benennungen der Vpn als Vp A, B, C usw. sind den Namen in Klammern beigefügt

Allen diesen 13 Damen und Herren sage ich für ihre an- strengende Tätigkeit verbindlichen Dank. Besonders herzlichen Dank sage ich aber auch den ungenannten Freunden, die mir bei den mühsamen Arbeiten des Silbenbauens, der numer- ischen Berechnungen und bei den Schreibarbeiten so gütige Hilfe leisteten.[1]

---

[1] Durch die ungünstigen Umstände der letzten Jahre hat sich die Druck- legung dieser wichtigen Arbeit, die bereits im S. S. 1921 fertiggestellt wurde, verzögert. Auf einzelne Ergebnisse derselben habe ich bereits in meinem Buche „Ueber die Begriffsbildung", 1921, S. 105, Anm. 1 hingewiesen.

N. Ach.

Erstes Kapitel.

Die Permutation von Silben veranlasst den Zusammenschluss dieser Silben zu einem Komplex.

Soll die Komplexbildung auf besonders festen Assoziationen beruhen, ausführlicher gesagt darauf, dass zwischen den Elementen, die einen Komplex eingehen, f e s t e r e A s s o z i a t i o n e n bestehen als zwischen seinen Endelementen und den Elementen des vorangehenden bezw. folgenden Komplexes, so darf man nicht erwarten, dass beim Lernen sinnloser Silben auch permutierte Silben (womit solche gemeint sind, die bei jeder Wiederholung in einer veränderten Reihenfolge erscheinen) zu einem Komplexe zusammengeschlossen werden. Denn nach dem Gesetze der rückwirkenden Hemmung würde die schwache, beim erstmaligen Lesen der Reihe gestiftete Assoziation durch eine neue Assoziierung bei der ersten Wiederholung der Reihe zerstört werden, und der Stiftung der neuen Assoziation würde schon eine gewisse assoziative Hemmung entgegenwirken. Nun hat aber A c h bei Versuchen mit permutierten Silben die Beobachtung gemacht, d a s s g e r a d e s o l c h e p e r m u t i e r t e n S i l b e n s i c h l e i c h t z u e i n e m K o m p l e x z u s a m m e n - s c h l i e s s e n. Das gab die Anregung zu den hier beschriebenen Versuchen der Versuchsabteilungen I und II, durch welche systematisch nachgewiesen wurde, dass permutierte Silben einen Komplex eingehen können. Diese Versuche sollten ferner darüber Aufschluß geben, o b a u c h e i n e f e s t e A s s o z i i e r u n g d e r E l e m e n t e e i n e s s o l c h e n K o m p l e x e s m i t e i n a n d e r e r f o l g t, und ob sie der Komplexbildung v o r a n g e g a n g e n sein muss oder erst als eine W i r k u n g der K o m p l e x b i l d u n g anzusehen ist.

V e r s u c h s a b t e i l u n g I.

(D i e p e r m u t i e r t e n S i l b e n f o l g e n u n m i t t e l b a r a u f e i n a n d e r.)

Die Versuchsanordnung.

In Versuchsabteilung I wurden 2 Arten 10silbiger Reihen benutzt, die wir als A- und B-Reihen unterscheiden wollen. Alle Silben waren vom Typus Iap. Die A - R e i h e n bestehen aus p- und g-Silben. Unter g - S i l b e n (gewöhnlichen Silben) verstehen wir solche, die bei jeder Darbietung der

Reihe an derselben absoluten Stelle stehen. Die p - S i l b e n
dagegen wechseln bei jeder Wiederholung ihren Platz. In
jeder Silbenreihe gibt es 6 g- und 4 p-Silben. Wir unterscheiden ferner noch Reihentypen.

Zum Typ $_1$ gehört eine Reihe, wenn ihre 4 ersten Silben
an den absoluten Stellen 1—4 permutiert werden. Die Silben
an der 5.—10. Stelle sind also g-Silben.

Zum Typ $_2$ gehört eine Reihe, wenn die 2., 3., 4. und 5.
Silbe bei jeder Wiederholung ihren Platz wechseln (aber immer
eine der Stellen 2—5 einnehmen), während die 1. Silbe und
die 6.—10. ihre absoluten Stellen stets behalten.

Auf diese Weise kann man bei Verwendung von 10silbigen
Reihen 7 Typen bilden. Beim Typ $_7$ werden die Silben 7–10
permutiert. Wir stellen einen der Typen, nämlich Typ $_3$ hier
schematisch dar:

Typ $_3$ absolute Stelle: 1 2 3 4 5 6 7 8 9 10
　　　　Silbe: 　　　　g g p p p p g g g g

Die Permutationen der 4 Elemente, die für unseren Zweck
ausgewählt wurden, sind in Tabelle 1 aufgeführt.

T a b. 1.　(4 Permutationen ohne gleiche Folge von Elementen)

a	1	2	3	4
b	3	1	4	2
c	4	3	2	1
d	2	4	1	3

In diesen Permutationen a, b, c u. d treten keine gleichen
Folgen der Elemente 1, 2, 3, 4 auf. Also die Folge 32 z. B.
kommt nur ein einziges Mal vor, nämlich in der Permutation c.
Ferner tritt jedes Element einmal und nur einmal an derselben
absoluten Stelle auf. Mehr als vier solcher regelmässigen Permutationen lassen sich, wie eine einfache Rechnung zeigt, von
vier Elementen nicht herstellen. Durch die Auswahl dieser
Permutationen wird demnach erreicht, dass keine Silbenfolge
häufiger vorkommt als eine andere und also keine Assoziation
zweier p-Silben vor einer anderen verstärkt und somit bevorzugt wird. Die 4 Silbenreihen, die man bei Verwendung dieser
4 Permutationen herstellen kann, wurden hintereinander auf
einen Papierstreifen geschrieben, der über die Walzen des
S e r i e n - A p p a r a t s[1]) gezogen und zusammengeklebt wurde,

---

[1]) Beschrieben in A c h: Eine Serienmethode für Reaktionsversuche.
Untersuchungen zur Psych. u. Phil. 1. Bd. 5. Heft (1912) S. 4.

so dass eine ununterbrochene und beliebig häufige Wiederholung dieser vier 10silbigen Reihen möglich war. Eine derartige Folge von vier 10silbigen Reihen heisse R e i h e n - s e r i e. Damit die Vp den Wechsel der Permutationen nicht durchschauen konnte, wurde auch mit der Reihenfolge der 4 Permutationen a, b, c und d selbst in den verschiedenen Reihenserien gewechselt. Benennen wir also, wie in Tab 1, die Permutationen 1 2 3 4 mit a, so folgt nicht immer die Permutation b (3 1 4 2) in der nächsten Wiederholung der Reihe, sondern in manchen Reihenserien c, in anderen Reihenserien d[1]).

Nach einer rein assoziativen Theorie dürfte beim Lernen dieser A-Reihen keine merkbare Komplexbildung der p-Silben erfolgen, denn wie oben ausgeführt, sind überhaupt keine festen Assoziationen zwischen den p-Silben zu erwarten. Da ferner auch jede p-Silbe ebenso oft an erster und ebenso oft an vierter Stelle als an einer inneren Stelle der Gruppe steht, so wird jede p-Silbe ebenso oft mit den anschliessenden g-Silben verbunden als mit einer der anderen p-Silben. Wenn ferner innerhalb der p-Silben gewisse Assoziationen zustandekommen, so müssten diese ebenso stark sein wie die Assoziation zwischen einer p- und der anschliessenden g-Silbe.

Die B - R e i h e n weisen an sich dieselbe Bauart auf wie die A-Reihen, doch wurde der Erlernung jeder B-Reihe eine sogenannte B_v -Reihe als Vorreihe vorangeschickt, welche die Vp ganz fest einprägen musste, und welche den Zweck hatte, die p-Silben der späteren B-Reihe fest mit g-Silben zu assoziieren. Die Verdeutlichung diene eine schematische Darstellung:

Typ₃ absolute Stelle:	1	2	3	4	5	6	7	8	9	10
B-Reihe:	g_1	g_2	p_1	p_2	p_3	p_4	g_3	g_4	g_5	g_6
B_v- Reihe:	p_4	g_1	p_3	g_6	g_3	g_2	p_2	g_5	p_1	g_4

Diese B_v- Reihe, deren Silben immer in d e r s e l b e n O r d n u n g geboten wurden, musste die Vp lernen, bis sie sie auswendig hersagen konnte. Damit werden also die p-Silben mit bestimmten g-Silben aufs engste verknüpft, und diese Assoziationen müssten beim Erlernen der zugehörigen B-Reihe einer Komplexbildung der p-Silben starke Hindernisse entgegen setzen. Kommt es dennoch in den B- wie in den A-Reihen zu einer Komplexbildung der p-Silben, so wäre es wichtig, die Ergebnisse der B- und A-Reihen vergleichen zu können. Darum wurden beide Arten gleichzeitig in unsere Versuchsanordnung aufgenommen und in jeder Weise gleichartig behandelt.

An jedem Versuchstage wurde eine A-Reihe und eine B-Reihe einschl. ihrer B_v- Reihe gelernt. Die Zeitlage der A- und

---

[1]) Der Ablauf einer Reihe von 10 Silben einschl. der Pause bis zum nächsten Ablauf dauerte 13,5 sec.

B-Reihe sowie ihre Typen wechselten regelmässig ab: War an einem Versuchstage eine A-Reihe etwa vom Typ_3 zuerst gelernt worden und darauf eine B-Reihe etwa vom Typ_7, so wurde an einem anderen (nicht dem nächstfolgenden Tage) zuerst die A-Reihe vom Typ_7, dann eine B-Reihe vom Typ_3 gelernt. Eine Versuchsreihe dehnte sich über 14 Tage aus, so dass jeder Typus in A sowohl als in B je zweimal auftreten konnte. Durch dauernden Wechsel der Typen erhält man eine Kontrolle darüber, ob die Komplexbildung immer von neuem durch die p-Silben bestimmt wird und nicht etwa auf einer Gewohnheit der Vp beruht.

Die Arbeit eines Versuchstages unterlag folgender Einteilung und Ordnung, welche sogleich im einzelnen erläutert werden soll:

A - Reihe.	B - Reihe.
1. Lernen der A - Reihe und Hersagen.	1. a) Lernen der Bv-Reihe und Hersagen.
	b) Protokollierung der Selbstbeobacht. Drei Minuten nach Beendigung des Hersagens:
	c) nochmaliges Lernen der Bv-Reihe und dreimaliges Hersagen. Zwei Minuten Pause.
	d) Zweimaliges Hersagen der Bv-Reihe. Unmittelbar darauf
	e) Lernen der B-Reihe und Hersagen.

2. Protokollierung der Selbstbeobachtung.
Drei Minuten nach Beendigung des Hersagens:
3. nochmaliges Lernen der A≈Reihe und Hersagen.
4. Vorzeigen von Silbenkombinationen.
5. Vorzeigen von Einzelsilben.

2.
3.
4.
5.
} entsprechend wie nebenstehend bei der A-Reihe.

Die Zeitlage der A- und B-Reihe wechselte, wie schon gesagt, von Tag zu Tag.

Das Lernen wurde durch folgende Instruktion eingeleitet:

Instruktion 1: Lernen Sie die folgenden Silben, bis Sie diese möglichst in ihrer Reihenfolge hersagen können.

Die Einschränkung „möglichst" musste gegeben werden, damit die Vp nicht die Aufgabe so verstand, dass sie die p-Silben in einer bestimmten Reihenfolge lernen oder sich gar sämtliche p-Permutationen einprägen sollte. Aus den Angaben der Vp über ihr Lernen konnte festgestellt werden, ob eine Komplexbildung erfolgt war oder nicht. Es musste aber erwünscht sein und weitere Resultate liefern, wenn auch o b j e k t i v e Kriterien für das Ob und die Stärke der Komplexbildung vorhanden waren. Zu diesem Zwecke wurden Aufgaben gestellt, aus deren Lösungen es sich objektiv erweisen musste, ob und welche Silbenkomplexe im Bewusstsein der Vp eine Rolle spielten. Darum wurde die eben gelernte Reihe (wegen der Schwierigkeit, die sie den Vpn machte) zunächst nochmals bis zum Hersagen gelernt, und dann begann eine Prüfung, die als A u f g a b e 4: Vorzeigen von Silbenkombinationen im Plane aufgeführt worden ist. Die Vp setzte sich vor einen Vorzeige-Apparat und erhielt folgende

I n s t r u k t i o n 4: Es werden gleichzeitig 4 untereinander geschriebene Silben erscheinen. Lesen Sie alle Silben, ohne sie auszusprechen, und stellen Sie fest, welche der 4 vorgezeigten Silben für Sie beim Lernen in einer Gruppe zusammengehörten. Wenn das geschehen ist oder Sie zu keinem Ergebnis kommen, so sprechen Sie „Ja" in den Schalltrichter. Darauf nennen Sie das Ergebnis Ihrer Feststellung. Es kommt nicht darauf an, dass Sie sich besonders schnell entscheiden. Vermeiden Sie aber auch eine weitschweifige Reflexion.

Die Vp wurde noch streng darauf hingewiesen, nur das anzugeben, was sie v o r dem „ja" festgestellt hatte, und nachträgliche Einfälle gesondert zu erwähnen.

Es wird jetzt die Auswahl der 4 Silben beschrieben, die zur Vorzeigung gelangten.

In einer Reihe kann man 3 G r u p p e n unterscheiden: die Gruppe der e r s t e n g-Silben, die p-Silben und die Gruppe der l e t z t e n g-Silben. Die Tatsache, dass 2 g-Silben v e r s c h i e d e n e n g-Gruppen angehören, wollen wir durch die Bezeichnungen g und g' ausdrücken. Nun unterscheiden wir 3 Arten von K o m b i n a t i o n e n:

Mit C_1 bezeichnen wir eine Kombination von 4 u n t e r - e i n a n d e r geschriebenen Silben, die 2 p-Silben und 2 g-Silben jedesmal aus derselben Gruppe enthält, z. B. p g p g.

Mit C_2 bezeichnen wir eine solche Kombination, die 2 p-Silben, 1 g- und 1 g'-Silbe enthält, z. B. p g p g'.

Mit C_3 bezeichnen wir eine Kombination, welche 2 g-Silben aus derselben Gruppe, ferner 1 p- und 1 g'-Silbe enthält, z. B. p g g' g.

Wenn es sich um den Typ$_1$ oder um Typ$_7$ handelt, welche doch nur eine g-Gruppe enthalten, so tritt für Kombination C_2 die Kombination C'_2 ein, welche 3 p- und 1 g-Silbe enthält und statt Kombination C_3 benutzen wir dann C'_3, welche 3 g- und 1 p-Silbe enthält.

Zunächst ist es klar, dass die Vp nur dann p- bezw. g-Silben als zu einer Gruppe gehörig herausgreifen konnte, wenn wirklich beim Lernen eine Gruppenbildung im Sinne der Scheidung von p- und g-Silben und einer Zusammenfassung der ersteren und letzteren erfolgt war. Hatte die Vp dagegen gar keine oder anders bestimmte Gruppen gebildet, so konnte sie entweder zu keinem Ergebnis kommen oder Zusammenstellungen von p- mit g-Silben vornehmen. Ferner würde ein Vergleich zwischen p- und g-Gruppen hinsichtlich der Geschlossenheit und ihres Hervortretens im Bewusstsein möglich sein; denn in der Kombination C_1 konnten der Vp sowohl p-Silben als zu einem Komplex gehörig auffallen, welche Auswahl wir als K p (p - K o m p l e x) bezeichnen wollen, oder sie konnte die g-Silben zusammenstellen, in welchem Falle wir sagen, dass ein Kg (g-K o m p l e x) vorliegt. Ebenso würde eine Zählung der entsprechenden Fälle in C_2 und C_3 entscheiden, ob Kp oder Kg die wichtigere Rolle im Bewusstsein gespielt hat. Schliesslich hätten wir auch noch in den Lösungs z e i t e n, die zu einer Feststellung von Kg bezw. Kp nötig wären, ein Vergleichsmittel. Der Einwand, dass die Vp durch diese Aufgabe 4 überhaupt erst zur Komplexbildung veranlasst werden könnte, wird durch Versuchsergebnisse (Seite 18 f u. 22) widerlegt.

Sollten aber die beabsichtigten Vergleiche möglich sein, so musste darauf geachtet werden, dass die p- und g-Silben nicht durch ihre Stellung innerhalb der vorgezeigten Kombination voreinander bevorzugt waren, und dass sie mit jeder neuen Kombination ihre Stellung wechselten. Es wurden daher folgende Stellungen g und p benutzt:

In C_1:				In C_2:				In C_3:			
a) g	b) p	c) p	d) g	a) p	b) g	c) g	d) p	a) g	b) g'	c) g'	d) g
p	g	g	p	g,	p	p,	g	g'	g	g	g'
g	p	g	p	g'	p	g'	p	p,	g'	p	g'
p	g	p	g	p	g'	p	g'	g'	p	g'	p

In C'_2:				In C'_3:			
a) p	b) g	c) p	d) g	a) p	b) g	c) p	d) g
p	g	g	p	p	g	g	p
g	p	g	p	p	g	p	g
p	g	g	p	g	p	p	g

Nach 4 Vorzeigungen jeder Kombination beginnen dieselben Stellungen von neuem, wobei jedoch g und g' den Platz wechseln. In jeder Aufgabe 4, also zu jeder Silbenreihe, gab es drei Vorzeigungen, nämlich insofern als jede der 3 Kombinationen C_1, C_2, C_3 einmal vorkam. Natürlich musste auch die Reihenfolge, in welcher diese Kombinationen selbst zur Vorzeigung gelangten, einem geregelten Wechsel unterliegen. Dafür wurden folgende 4 Permutationen ausgewählt:

$$C_1\ C_2\ C_3;\quad C_2\ C_3\ C_1;\quad C_1\ C_3\ C_2;\quad C_3\ C_2\ C_1.$$

Hierbei sind C_2 und C_3 zu einem Element zusammengefasst und wechseln mit C_1 in der Stellung ab. Ausserdem wurden C_2 und C_3 regelmässig miteinander vertauscht.

Was die Auswahl der vorgezeigten Silben selbst anbetrifft, so wurde darauf geachtet, dass in den A-Reihen genau dieselben absoluten Stellen zur Vorzeigung gelangten wie in den B-Reihen, wie überhaupt dieser ganze Plan des Vorzeigens der Kombinationen für die B-Reihen genau so durchgeführt wurde wie für die A-Reihen.

Nach dem Vorzeigen der 3 Silbenkombinationen galt es noch, die A s s o z i a t i o n s verhältnisse innerhalb der gelernten Silbenreihe festzustellen (A u f g b e 5). Zu diesem Zwecke wurden, wie es beim T r e f f e n v e r f a h r e n üblich ist, einzelne Silben der Reihe vorgezeigt. Für unsere Versuchszwecke war es von besonderer Wichtigkeit zu wissen, mit welchen Silben die p-Silben am stärksten assoziiert waren. Darum wurden jedesmal 4 p- und 2 g-Silben vorgezeigt. Die Instruktion musste aber von der für das Treffer- und Zeitverfahren üblichen Instruktion in einer Hinsicht abweichen, denn hätte man das Nennen „der d a r a u f f o l g e n d e n Silbe" gefordert, so hätte für die Vp leicht eine Verlegenheit entstehen können, weil ja v e r s c h i e d e n e Silben auf jedes p gefolgt waren. Darum wurde es vorgezogen, die Instruktion folgendermassen zu geben:

I n s t r u k t i o n 5: Es wird eine einzelne Silbe erscheinen; warten Sie ab, welche Silbe in Ihnen darauf zuerst auftritt, und sprechen Sie diese sofort aus.

Es muss bemerkt werden, dass es nicht richtig war, diese Prüfung der Assoziationen n a c h der Vorzeigung der Kombinationen vorzunehmen. Sie hätte vielmehr unmittelbar nach dem Hersagen der Reihe erfolgen müssen, was in Versuchsreihe 3 auch geschehen ist.

Nach dieser allgemeinen Beschreibung der Versuchsanordnung gehen wir zur Mitteilung der Ergebnisse der einzelnen Versuchsreihen über.

Versuchsreihe 1.

In den Vorversuchen wurden zunächst gewöhnliche normale Reihen gelernt und Vp A darin geübt, die natürliche Neigung zum trochäischen oder jambischen Lernen zu unterdrücken und beim Lernen jede Silbe g l e i c h m ä s s i g z u b e t o n e n, damit sich nicht später beim Lernen unserer Versuchsreihen durch eine starke rhythmische Gewohnheit Komplikationen einstellten. Dann wurde zur Darbietung von A-Reihen verschiedener Typen übergegangen und nach einigen Uebungstagen mit den eigentlichen Versuchsreihen begonnen. Sehr bald ergab sich nach den Aussagen der Vp beim Lernen ein bestimmtes Verfahren, das die Vp nicht als willkürlich beabsichtigt, sondern als ganz natürlich bezeichnet: sie stellte zunächst fest, welche Silben „in w e c h s e l n d e r Reihenfolge auftreten" und welche „immer in d e r s e l b e n Reihenfolge auftreten", was ihr auch immer richtig gelang. Die dadurch entstehenden 2—3 Gruppen (je nach dem Reihentypus) wurden dann „für sich gesondert, aber bei jeder Lesung alle" gelernt. Die festen, also g-Silben konnte die Vp zuerst und wandte dann ihre Aufmerksamkeit besonders den wechselnden Silben (p-Silben) zu. Diese Gruppen wurden auch rhythmisch abgegrenzt. Bei den Typ$_2$ und Typ$_6$, bei welchen eine isolierte g-Silbe am Anfang bezw. am Ende steht, wurde dieses isolierte Element gewöhnlich zu der Gruppe der anschliessenden p-Silben hinzugenommen: „Die letzte zog ich sozusagen zur 2. Gruppe". Vom Erlernen der p-Silben wusste die Vp zu sagen, dass sie die wechselnden Silben ohne bestimmte Reihenfolge lerne, „nur so, dass ich wusste, welche eben da sind" oder „so, dass ich alle aufsagen konnte, w o - bei ich auf die Reihenfolge gar nicht achtete". Diese letzten Angaben erhalten dadurch eine objektive Bestätigung, dass die p-Silben beim 1. und 2. Hersagen meistens, nämlich in 20 gegenüber 7 Fällen, in v e r s c h i e d e n e r Reihenfolge genannt wurden. Dass die Assoziation der p-Silben nicht nur keine kettenartige, sondern überhaupt eine sehr lockere war, zeigt sich auch daran, dass bei dem Versuche herzusagen der Vp häufig eine p-Silbe, niemals eine g-Silbe, fehlte. In solchen Fällen hatte sie stets ein Bewusstsein davon. Sie fuhr dann nicht etwa mit der nächsten g-Silbe fort, sondern es entstand eine Stockung. Die p-Silben wurden also stets unmittelbar hintereinander genannt und niemals durch einzelne g-Silben oder einen g-Komplex getrennt. Bemerkenswert ist auch folgende Tatsache: Wusste die Vp eine der p-Silben beim Hersagen nicht zu nennen, so setzte sie das Lernen fort. Bei einem 2. und 3. Versuch herzusagen kam es dann vor, dass ihr jedesmal eine a n d e r e p-Silbe fehlte.

Diese ganzen Ausführungen gelten für die B-Reihen genau so wie für die A-Reihen. Es sind durchaus **keine Unterschiede im Lernverfahren** der Vp zu konstatieren. Die Vp erklärte zwar, dass oft die alten Assoziationen dazwischen klängen, und dass sie grosse Hemmungen zu überwinden habe, dass sie es aber für das beste halte, genau so zu verfahren, als wenn sie die Silben noch gar nicht gekannt hätte.

In Tab. 2 sind die Werte der Wiederholungen aufgeführt, die zum Hersagen der Reihen nötig waren.

	Reihenart	1. Lernen		2. Lernen		
		1	2	3	4	5
		ma	z	ma	z	n
1	Bv -Reihen	14,6	14	3,7	3,5	je 14
2	A- „	21,4	21,3	4,6	4,1	je 14
3	B- „	26,3	25,5	5,8	5,3	je 14

Tab 2

Mit ma bezeichnen wir das arithmetische Mittel aus den Wiederholungszahlen, mit z den Zentralwert. Spalte 1 und 2 enthalten die Werte für das erstmalige Lernen, Spalte 3 und 4 für das zweitmalige Lernen Aus einem Vergleich der Horizontalzeilen 2 und 1 geht hervor, dass eine Reihe mit 4 permutierten Silben bedeutend schwerer zu erlernen war als eine normale Reihe. Ein Vergleich der Zeilen 2 und 3 lehrt, dass zur Erlernung der B-Reihen eine g r ö s s e r e Anzahl von Wiederholungen nötig war als zur Erlernung der A-Reihen. Darin zeigt sich die Wirkung der assoziativen Hemmung, welche auf die Assoziationen der Bv-Reihen zurückzu- führen ist.

Bei der Erlernung der Bv-Reihen kann die Vp eine Zu- sammenfassung der Silben zu Paaren nicht unterdrücken, was aber an der Betonung nicht erkenntlich ist.

Aus dem Verhalten der Vp beim Lernen und Hersagen und aus dem Protokoll über die Selbstbeobachtung ergibt sich folgendes: Es findet eine strenge S o n d e r u n g der Silben in G r u p p e n statt, was durch das Vorhandensein von p- und g-Silben veranlasst wird. Diese Gruppen werden getrennt für sich behandelt, und insbesondere auch die p-Silben beim Lernen und Hersagen als ein zusammenhängendes Ganzes behandelt. Es dürfte also eine Komplexbildung innerhalb der Reihen und insbesondere auch e i n e Z u s a m m e n f a s s u n g d e r p-Silben z u e i n e m K o m p l e x e v o r l i e g e n. Trotzdem ist die Assoziation der p-Silben nicht eine feste von Glied zu Glied, sondern auch noch beim Hersagen der Reihen sehr locker und in der Aufeinanderfolge unbestimmt. Die Komplex- bildung hat in den B-Reihen von vornherein denselben Gang genommen wie in den A-Reihen, und es scheinen nicht die vorliegenden assoziativen Verhältnisse, sondern andere Faktoren gewesen zu sein, welche die Komplexbildung veranlassten und den Komplexumfang bestimmten.

Sehen wir jetzt zu, ob wir eine Bestätigung der Ergeb- nisse durch die Aufgaben 4 und 5 erhalten. Ueber das Ver- fahren der Vp A beim Lösen der Aufgabe 4 ist zunächst zu bemerken, dass sie auf eine einigermassen schnelle Reaktion eingestellt war und ihr gewöhnlich 2 Silben als zusammen- gehörig auffielen, worauf sie durch das in den Trichter ge- sprochene „ja" anzeigte, dass sie eine Entscheidung getroffen habe. Nur gelegentlich wurde beim Vorzeigen der Kombination C_1 zu einer Feststellung noch eine zweite als ebenfalls richtig hinzugefügt. Häufig sah sich die Vp nach dem Ja zu einer Berichtigung genötigt. Gewöhnlich war dann ein Fehler da- durch zustande gekommen, dass zwei Silben, die einmal auf- einander gefolgt waren, aber verschiedenen Komplexen ange- hörten, im ersten Augenblick als zu einer der Gruppen gehörig bezeichnet wurden.

vorgezeigt:	C_1			C_2		C_3		Im ganzen festgestellt:		
festgestellt	Kp	Kg	F	Kp	F	Kg	F	Kp	Kg	F
	1	2	3	4	5	6	7	8	9	10
A-Reihen 1	0,79	0,14	0,07	0,93	0,07	0,71	0.29	0,59	0,29	0,12
2	3440	5400†	3400	3340		4320	4230	3380	4540	4030
B-Reihen 3	0,67	0,19	0,14	0,92	0,08	0,48	0,52	0,56	0,21	0,23
4	4160	3110†	4530	3320	3130†	4050	5500	3700	3920	5310

Tab. 3.

Es folgt jezt eine Erläuterung der Tab. 3, welche die quantitativen Ergebnisse der A u f g a b e 4 enthält. Eine Feststellung Kp liegt vor, wenn die Vp die beiden p-Silben aus der vorgezeigten Kombination herausgriff und als zu einer Gruppe gehörig anführte. Die relative Zahl dieser Ergebnisse und ihre Lösungszeit in Sigmen ist in die senkrechten Spalten 1 und 4 eingetragen, je nachdem, ob C_1 oder C_2 vorgezeigt wurde. Ein Kg liegt vor, wenn die Vp 2 g-Silben herausgriff (Spalte 2 und 6). Von einem Fehler (F) sprechen wir dann, wenn die Vp eine p- und eine g-Silbe zusammenstellte oder 2 g-Silben, welche nicht derselben Gruppe angehört hatten (Spalte 3 und 7). Die horizontalen Zeilen 1 und 3 enthalten die relativen Werte, gesondert für A- und B-Reihen; die Zeilen 2 und 4 bringen in Sigmen die arithmetischen Mittel der Lösungszeiten, die mit dem Hipp'schen Chronoskop gemessen wurden. In den Spalten 8—10 sind die Werte der Spalten 1—7 zusammengefasst, so dass man ersehen kann, in wieviel Fällen überhaupt ein Kp, ein Kg oder ein F vorlag.

Die Zusammengehörigkeit von p-Silben ist der Vp bedeutend h ä u f i g e r und früher aufgefallen als zusammengehörige g-Silben. Das zeigt ein Vergleich der Spalten 1 und 2, da ja beim Vorzeigen von C_1 Kp und Kg in unmittelbare Konkurrenz treten mussten. Ein Vergleich der Spalten 4 und 6 zeigt ferner, dass auch bei Gegenüberstellung der Lösungen zu C_2 und C_3, wo nur die eine oder die andere Feststellung richtig erfolgen konnte, die Kp die Kg überwiegen.

Dementsprechend sind die Zeiten für das Zustandekommen eines Kp kürzer als diejenigen für das Zustandekommen eines Kg, namentlich auch in der Zusammenstellung (Spalte 8 und 9). Die mit einem † bezeichneten Zeiten sind nur der Vollständigkeit halber aufgeführt. Ihnen kann nur geringes Gewicht zugesprochen werden, da nur wenige Werte zur Berechnung vorlagen.

Wodurch die F e h l e r häufig zustande kamen, ist oben schon gesagt worden. Dass beim Vorzeigen von C_3 viel häufiger Fehler entstanden als beim Vorzeigen von C_2, ist wohl damit zu erklären, dass in der Kombination C_3 nur eine einzige p-Silbe stand, diese zuerst auffiel, und nun eine g-Silbe irrtümlicherweise dazugestellt wurde.

Die dargelegten Verhältnisse gelten für die A-Reihen ebenso wie für die B-Reihen. Vergleichen wir die Anzahl der richtigen und falschen Zusammenstellungen der A-Reihen mit denen der B-Reihen, also die Werte der 1. und 2. Zeile mit denen der 3. und 4. Zeile, so konstatieren wir nur unter C_3 eine wesentlich schlechtere Stellung der B-Reihen. Unter C_1 sind die Kp der B-Reihen auch etwas schwächer, dagegen die Kg etwas stärker als die der A-Reihen. Unter C_2 ist gar kein Unterschied. Im ganzen besteht in den Spalten 8—10 ein Unterliegen der B-Reihen.

Zusammenfassend kann man sagen, dass sich an den Lösungen der Aufgabe 4 die Existenz derselben Komplexe erweist, welche die Vp nach ihrer Aussage beim Lernen gebildet hatte. Insbesondere existieren auch Komplexe der p-Silben, und diese treten für die Vp mehr hervor als die g-Komplexe.

Diese Sätze gelten für A- und B-Reihen.

Dass aber die letzten etwas schlechtere Resultate geliefert haben als die ersten, muss zunächst befremden, weil sich beim Lernen kein Unterschied zwischen A- und B-Reihen ergeben hatte, und es fragt sich, was für ein Einfluss hier vorliegt. Die Fehler geben Aufschluss darüber. Es wurde oben schon erwähnt, dass ein Fehler häufig dadurch zustande kam, dass eine p- und die anschliessende g-Silbe, also 2 Silben, die einmal aufeinander gefolgt waren, als zu einer Gruppe gehörig bezeichnet wurden, auch wenn sie nach sonstigen Angaben der Vp verschiedenen Gruppen angehört hatten. In den B-Reihen kam noch ein ähnlicher Fehler hinzu, indem oft 2 Silben auffielen, die in der Bv-Reihe assoziiert worden waren. Der Fehler wurde aber fast immer von der Vp berichtigt, woraus hervorgeht, dass diese beiden assoziierten Silben beim Lernen keinen Komplex gebildet hatten. Auch an dieser Erscheinung können wir die Stärke der in den Bv-Reihen gestifteten Assoziationen erkennen, und es ist um so bemerkenswerter, dass sich diesen assoziativen Verbänden gegenüber eine Komplexbildung durchsetzte, die nicht durch Assoziationen vorgebildet war.

Die Ergebnisse der Aufgabe 5, welche die Art und Stärke der Assoziationen innerhalb der Reihe erweisen sollte, sind in Tab. 4 zusammengestellt.

vorgezeigt:			p-Silbe			g-Silbe		ge-Silbe		
			1	2	3	4	5	6	7	8
reproduziert:			p	rv	r	0	rv	p	r	rv
A-Reihen	1	Zahl d. Fälle	0,92		0,84	0,16		0,57	0,43	
	2	T.	2670		1830	3230		2310	4500	
B-Reihen	3	Zahl d. Fälle	0,68	0,30	0,42	0,16	0,37	0,50	0,17	0,17
	4	T.	3180	2250	2390	5440	2780	3730	1280†	2590

Tab. 4.

Die Spalten 1 und 2 enthalten die Daten, die sich beim Vorzeigen einer p-Silbe ergeben haben; es wurde entweder wiederum mit einer p-Silbe reagiert (Spalte 1) oder — in den B-Reihen — mit einer Silbe, die in Bv mit der vorgezeigten Silbe assoziiert worden war. Diese letzten Fälle sind unter rv aufgeführt. Jede Vertikalspalte enthält eine Angabe über die relative Anzahl solcher Reaktionen und die dazu gehörige Trefferzeit (T) und zwar gesondert für die A-Reihen (Zeile 1 und 2) und für die B-Reihen (Zeile 3 und 4). Auf das Vorzeigen einer g-Silbe (Spalte 3-5) wurde entweder mit der darauf folgenden g-Silbe reagiert, was wir als r-Fall bezeichnen und unter Spalte 3 aufführen, oder die Reaktionen bleiben überhaupt aus (O-Fall, Spalte 4); oder es wurde in den B-Reihen wieder mit einer rv-Silbe reagiert, was einen Treffer aus der Bv-Reihe bedeutet. Von den g-Vorzeigungen sind jedoch diejenigen besonders berechnet (Spalte 6-8), in welchen die g-Silbe am Ende des g-Komplexes stand und eine p-Silbe bei der Darbietung der Reihe auf sie gefolgt war. Auf solche ge-Silben wurde entweder eine p-Silbe genannt oder diejenige g-Silbe, welche ge voranging (rückläufige Assoziation). Schliesslich erfolgte in den B-Reihen auch auf ge zuweilen die rv-Reaktion. Erörtern wir zunächst die Resultate für die A-Reihen:

Es ist hervorzuheben, dass in 0,92, also fast allen Fällen, auf eine p-Silbe mit einer p-Silbe reagiert wurde. Die übrigen Fälle verteilen sich auf Reproduktionen einer anschliessenden g-Silbe, einer nicht anschliessenden g-Silbe und einen O-Fall und sind wegen ihres vereinzelten Vorkommens nicht besonders aufgeführt. Dieses Resultat scheint im ersten Augenblick eine starke Assoziierung der p-Silben zu bedeuten und den obigen Ausführungen über ihre s c h w a c h e Assoziierung zu widersprechen. Nun wurde zwar die Selbstbeobachtung bei dieser Aufgabe 5 nicht herangezogen, um bei der Reaktion ein unerwünschtes Reflektieren zu vermeiden. Aus gelegentlichen spantanen Aeusserungen der Vp geht aber zur Genüge hervor, dass sich die Vp A einer bestimmten Determination unterwarf, während die Instruktion 5 doch nur das Aussprechen der zuerst auftretenden Silbe verlangte. So wurden einzelne Reaktionen als „unrichtig" bezeichnet, weil die genannte Silbe „nicht darauf folge". Mit Bezug auf das Vorzeigen von p-Silben äusserte die Vp am Schlusse der Versuche: „Bei diesen wechselnden Silben bin ich immer etwas unsicher. Ganz genau weiss ich selten, welche aufeinander gefolgt sind, doch weiss ich vor allen Dingen, dass s i e i n e i n e r G r u p p e z u s a m m e n w a r e n". Wir stellen also fest, — was bei Beurteilung der Zahlen der Tab. 5 zu berücksichtigen ist, — dass die Vp darauf eingestellt war, zu der vorgezeigten Silbe die f o l g e n d e zu nennen und diesen Zweck bei den p-Silben dadurch zu erreichen hoffte, dass sie irgend eine zum p-Komplex gehörige Silbe nannte. Diese Art der Lösung braucht nicht etwa auf

einen Einfluss der vorhergehenden Aufgabe 4 zu beruhen,
denn sie wird uns auch in anderen Versuchsreihen ohne die
begünstigende Vorbereitung begegnen. Auf das Vorzeigen der
g-Silben gab es 0,84 Treffer (Spalte 3). Dass ausserdem nur
O-Fälle vorliegen, bestätigt die beschriebene Einstellung der
Vp, denn der Instruktion nach hätte die Vp warten können,
bis irgend eine Silbe der Reihe auftrat. Sie hat es aber offenbar abgelehnt zu reagieren, wenn sie nicht zu der vorgezeigten
Silbe die folgende fand. Dass die Trefferzeit hier kleiner ist
als in Spalte 1 ist dadurch zu erklären, dass die g-Silben, im
Gegensatz zu den p - S i l b e n, eine feste kettenartige
Assoziation aufwiesen. Spalte 6 zeigt, dass von der letzten
Silbe eines g-Komplexes, der dem p-Komplex vorangegangen
war, die Reproduktion oft zu den p-Silben hinüberführte. In
fast eben so viel Fällen setzen sich aber die rückläufigen
Assoziationen (Spalte 7) durch. Welche Assoziationen stärker
waren, lässt sich mit Sicherheit nicht entscheiden, eben wegen
der besonderen Einstellung der Vp.

In den B - R e i h e n treten ebenfalls diejenigen Reproduktionen
in der Ueberzahl auf, die wir in den A-Reihen als überwiegende
hervorhoben, doch ist eine Verminderung dieser Fälle dadurch
eingetreten, dass sich die in den Bv-Reihen gestifteten
Assoziationen geltend machten (Spalte 2, 5, 8). Man ersieht
hieraus, wie nachhaltig die Assoziationen der Bv-Reihen gewirkt haben. Der Vp war diese Wirkung unbewusst, denn sie
erklärte auf Befragen, dass sie keine Wirksamkeit von Assoziationen
aus der Vorreihe kenne.

Wir fassen am Schluss die E r g e b n i s s e d e r V e r s u c h s -
reihe 1 dahin zusammen:

Die p-Silben werden als wechselnde und bewegliche
Silben zu einem festen Komplexe zusammengeschlossen,
der sich beim Lernen, Hersagen und bei der Lösung der
Aufgaben 4 und 5 geltend macht, obwohl eine assoziative
Grundlage für diese Komplexbildung gar nicht vorhanden
oder doch äusserst ungünstig war. Auch d u r c h die
Komplexbildung ist keine f e s t e, k e t t e n a r t i g e Assoziierung
der p-Silben erfolgt. Die Reproduktion von p-Silben durch
andere p-Silben (Aufgabe 5) erfolgt, wie es scheint, nicht
auf Grund von Reihenassoziationen, sondern auf Grund
der Gruppenzugehörigkeit (bewegliche Silbe). Die g-Silben
sind fest und kettenartig assoziiert. Auch sie bilden
Komplexe, die aber im Bewusstsein der Vp weniger hervortreten als die p-Komplexe.

Ueber die Verbindungen zwischen ge, der letzten
Silbe eines g-Komplexes, und einer darauf folgenden p-
Silbe lässt sich nichts Bestimmtes aussagen, ebenso wenig
über die Verbindung zwischen den p-Silben und der
ersten g-Silbe des nachfolgenden g-Komplexes. Zwar
hat es an diesen Stellen beim Hersagen niemals eine

Stockung gegeben und auf ge ist in Aufgabe 5 häufig mit
p reagiert worden; es muss aber die Frage offen bleiben,
ob diese Erscheinungen mehr auf einer Assoziation der
g- und p-Silben oder mehr auf einer Assoziation der ganzen
Komplexe beruhen.

Versuchsreihe 2.

Die Versuchsanordnung ist am Eingang dieser Abteilung
ausführlich beschrieben. Vp B ist psychologisch gebildet und
in der Selbstbeobachtung geübt; der Zweck der Versuche war
ihr aber nicht bekannt. In den Vorversuchen, die eine Woche
lang dauerten, da die Vp nicht zu den schnellen Lernern gehörte,
wurde das Lernen 10silbiger n o r m a l e r Reihen mit gleichmässiger Betonung jeder Silbe geübt. Nur in den ersten Tagen
erleichterte sich die Vp das Lernen dadurch, dass sie eine
Gruppe der letzten 4 Silben bildete, welche sie zuerst behielt,
und dann die vorangehenden Silben nach und nach dieser
Gruppe zufügte. Später fiel jede Gruppenbildung weg, die Reihe
wurde auch in einem Zuge mit völlig gleichmässiger Betonung
gelesen, die Stimme senkte sich nur am Schlusse.

Am ersten Versuchstage wird zunächst eine Reihe vom
Typ7 dargeboten. Die Vp erklärt, dass sie die Reihe in Komplexen zu je 2 Silben gelernt habe, obwohl diese Silben nachträglich wieder getrennt wurden. Die Vp war nämlich nach
diesem ersten Lernen der Meinung, dass sämtliche Silben ihre
Stellung gewechselt hätten. In den Lösungen der Aufgabe 4
treten diese Silbenpaare wieder auf. Schon beim zweiten Lernen
wurde aber erkannt, dass nur die 4 letzten Silben veränderlich
sind. Vom Lernen der 2. Reihe ab, einer B-Reihe vom Typ3,
werden die g- und p-Silben von einander g e s o n d e r t: „Es
drängte sich mir auf, dass die letzten 4 unverändert immer
wiederkehrten; ich habe sie zu einem Komplex von 4 Elementen
zusammengepackt und gar nicht unterteilt. Die ersten beiden
kehrten immer wieder, die 4 folgenden bilden ein Permutations-
spiel, diese Burschen kollern immer durcheinander".

Wir stellen die Ergebnisse dieses ersten Tages ausdrücklich
gesondert fest, damit nicht der Einwand erhoben werden kann,
dass erst der Einfluss der Aufgabe 4 den Anstoss zur Komplexbildung der p- und g-Silben gegeben habe. Die Vp verfährt
nun immer so, dass sie zunächst feststellt, welche Silben „fest"
und welche „beweglich" sind und dann die dadurch entstehenden
2—3 Gruppen beim Lernen getrennt behandelt. Die Vp unter-
scheidet in ihren Angaben das Lernen der festen Silben, welche
sie „als Gruppe lernt", von einem „singulären Einprägen der
beweglichen Elemente". Das Lernen der g-Silben wird auch
als mechanisch erklärt, während die p-Silben mit dem Bewusstsein gelernt werden, es käme darauf an, sie zu „h a b e n" ohne
Bemühen, sie in eine Reihenfolge zu bringen. Dieses singuläre

Einprägen besagt aber nicht etwa, dass die p-Silben nicht zu einem Komplex zusammengeschlossen werden. Dafür lassen sich folgende Angaben anführen: „Ich ü b e r s e h e die 4 (p-Silben) viel mehr, während es bei den anderen so successive kommt", „ich habe so einen ganzen Komplex vor mir dunkel gegenwärtig". Dieses Gegenwärtigsein war nach den Angaben der Vp n i c h t von visuellen Erscheinungen begleitet.

Trotz dieser Zusammenfassung der p-Silben zu einer Gruppe wurde nicht der vielleicht naheliegende Versuch gemacht, diese in eine bestimmte Reihenfolge zu bringen, was die Vp ausdrücklich angab, und was sich auch beim Hersagen zeigte. In 20 Fällen kamen die p-Silben nämlich beim 1. und 2. Hersagen in einer verschiedenen Reihenfolge, nur in 8 Fällen stimmte diese Reihenfolge überein. Auch fand in der ersten Hälfte der Versuchsreihe ein häufiges Stocken beim Hersagen der p-Silben statt, ja häufig fehlte der Vp eine p-Silbe, und sie brach das Hersagen ab. Allmählich fiel diese Unsicherheit aber immer mehr weg, die Vp meldete sich erst, wenn sie sämtliche Silben, auch die p-Silben, ohne Stocken hersagen konnte. Beim Hersagen der g-Silben sind übrigens von vornherein solche Störungen nicht zu verzeichnen gewesen. Die Vp erklärt jetzt, beim Hersagen der p-Silben sogar sicherer zu sein: „Wenn die beweglichen kommen, sage ich mir: Nun, welche Silbe nimmst du zuerst, in welcher Reihenfolge willst du hersagen?" Aber auch jetzt werden die p-Silben niemals in einer bestimmten Reihenfolge gelernt.

Vom 9. Tage ab wird erklärt, dass die beweglichen „jetzt vielleicht ebenso früh sassen", weil ihnen mehr Aufmerksamkeit zugewendet werde. Die verschiedene „Belichtung" gebe das Gefühl einer grösseren Sicherheit als bei den festen Silben, welche mechanisch gelernt werden ohne Wissen, wie sie eigentlich aufeinander folgen.

Sind die p-Silben aufgezählt, so fügt sich der darauffolgende g-Komplex ohne Stocken an. Befragt, wie sie auf die erste feste Silbe nach dem Nennen der beweglichen Silben komme, erklärt die Vp, dass sich diese eben wie der Anfang einer neuen Reihe einstelle.

Alle diese Angaben beziehen sich in gleicher Weise auf die A- und B-Reihen, es ist unmöglich, hinsichtlich der Komplexbildung und der Art der Erlernung einen Unterschied zu konstatieren.

		1. Lernen		2. Lernen		
	Reihenart	1	2	3	4	5
		ma	z	ma	z	n
1	Bv-Reihen	24,4	24,7	6,1	5,6	je 14
2	A- „	27,4	26,5	6,9	6,5	je 14
3	B- „	26,1	26,5	6,3	5,6	je 14

Tab. 5

Die Wiederholungsziffer der Bv-Reihen ist verhältnismässig hoch (Tab. 5 Zeile 1); für die A-Reihen wird sie noch gesteigert (Zeile 2). Eine Reihe mit p-Silben wurde also auch hier schwerer erlernt als eine normale Reihe. Das zeigt sich in geringerem Masse auch noch an den Werten der B-Reihen (Zeile 3). Die Wiederholungszahl der A-Reihen erreichen sie nicht; die Bekanntheit der Silben muss also das Lernen mehr gefördert haben als die assoziative Hemmung durch die Assoziationen der B-Reihe schädigte.

Interessant ist die Tatsache, dass auch in den Bv-Reihen regelmässig eine Komplexbildung erfolgt, obwohl die Vp dieses Hilfsmittel in den Vorversuchen beim Lernen normaler Reihen aufgegeben hatte. Es liegt hier also entschieden ein Einfluss der A- und B-Reihen vor, was sich auch aus der Art der Einteilung ergibt. Es wird in den normalen Bv-Reihen nämlich stets unterschieden eine „erste Vierergruppe", eine „letzte Vierergruppe" und „die zwei Silben in der Mitte". Hierdurch wird die Gültigkeit des von G. E. Müller aufgestellten Gesetzes von der k o n s e r v a t i v e n K o m p l e x b i l d u n g e r w e i t e r t. [1] Dort besagt das Gesetz nämlich, dass die einmal festgesetzten Komplexumfänge auch bei den nächsten Wiederholungen d e r s e l b e n Reihe beibehalten werden. In unseren ˝Versuchen zeigt es sich, dass solch eine Tendenz auch auf a n d e r e Silbenreihen übertragen wird, in welchen die Komplexbildung gar nicht vorgezeichnet ist. Hat der Lerner aus irgend welchen Gründen eine Reihe mit gewissen Komplexumfängen gelernt, so besteht eine Tendenz, auch andere Silbenreihen, in denen die Komplexform nicht vorgezeichnet ist, mit denselben Komplexumfängen zu lernen. Das Ergebnis ist umso bemerkenswerter, als es hier gegen die Tendenz verstösst, in einer Reihe Komplexe g l e i c h e n Umfanges zu bilden, wie es eigentlich nach dem Gesetze von der K o n s t a n z des Komplexumfanges geschehen müsste. Danach hätte die Vp die Bv-Reihen also in eine Gruppe der e r s t e n fünf und der l e t z t e n fünf einteilen müssen. In Versuchsreihe 1 ist das tatsächlich geschehen, allerdings nicht in den Bv-Reihen sondern in den A- und B-Reihen vom Typ₁ und Typ₇, wo das isolierte Element zum p-Komplex geschlagen wurde.

Bei Lösung der A u f g a b e 4 zeigte Vp B ein ganz anderes Verhalten als Vp A und Vp C. Hier wurden nicht rasch die ersten besten als zusammengehörig auffallenden Silben herausgegriffen, sondern Vp B gab das Zeichen der fertigen Entscheidung nicht früher, als bis jede Silbe in ihrer Komplexzugehörigkeit bestimmt war oder wenigstens der Versuch dazu gemacht worden war. Aus diesem Grunde ist eine z a h l e n mässige Auswertung

---

[1] G. E. M ü l l e r: Zur Analyse der Gedächtnistätigkeit und des Vorstellungsverlaufes I. Tell, 1911, S 333.

der Lösungen wie in Versuchsreihe 1 und 3 nicht zweckmässig. Dafür liegt aber zu einer qualitativen Analyse ein wertvolles Material vor.

Die Vp erklärte immer wieder, auch noch in den letzten Tagen der Versuchsreihe, dass sie unmittelbar nach dem Erscheinen der Kombination völlig ratlos sei und ihr die Silben in dieser neuen Zusammenstellung durchaus fremd vorkämen. Diese anfängliche Hilfslosigkeit erklärt sich wohl zum Teil aus der einseitig akustischen Veranlagung der Vp, welche die vorgezeigten Silben nicht laut lesen durfte und bei dem bloss visuellen Eindruck nur langsam apperzipierte. Waren die Silben aber einmal aufgefasst, so war auch mit ihnen schon mitgegeben, dass sie zur „ersten festen“, zur „letzten festen“ oder zur „beweglichen Gruppe“ gehörten. Nur beim Beginn der Versuche wird einmal erwähnt, dass die Gruppe zur Kontrolle noch einmal aufgesagt wurde. Die eben erwähnten Feststellungen wurden aber nicht nur an jeder Silbe einzeln gemacht. Waren mehrere Silben derselben Gruppe in der Kombination vorhanden, so hiess es gewöhnlich, „diese beiden erkannte ich sofort als zur beweglichen (bezw. zur festen) Gruppe gehörig“. Ein solches Gegenwärtigsein wird zuweilen als „ein dunkles Bewusstsein“ bezeichnet. Auf Befragen wurde erklärt, dass es nicht etwa mit einem Moment der Unsicherheit behaftet sei, es handle sich vielmehr um eine Bewusstheit. Lokalisationen finden niemals statt, wie überhaupt visuelle Begleiterscheinungen völlig zu fehlen scheinen. Vom 5. Tage ab tritt ein bemerkenswerter Wechsel ein. Bis dahin hatte die Vp den Eindruck, dass ihr die g-Silben früher auffielen. Jetzt wird das anders. Die Vp will anfangs nicht daran glauben, muss es sich aber zu ihrem eigenen Erstaunen immer wieder bestätigen, dass die p-Silben schneller als solche erkannt werden. Vom 7. Tage ab werden auch in der Lösung die p-Silben stets zuerst aufgeführt. Natürlich war die Vp ermahnt, ihre Feststellungen stets in der Reihenfolge zu nennen, wie sie in der Lösungsperiode erfolgt waren. Liegt ein Typ$_1$ oder Typ$_7$ vor, bei welchem doch 6 g-Silben aufeinander folgen, so stellt die Vp bei Lösung der Aufgabe 4 fest, dass das „Gruppenbewusstsein“ hinsichtlich dieser 6 g-Silben verloren gegangen sei. In diesem Falle wird durch einen Schluss ermittelt, dass die g-Silben zu einer Gruppe zusammengehören. Diese Lösung durch ein Schlussverfahren wird ausdrücklich als Ausnahmefall festgestellt und ist gerade dadurch wiederum ein Beweis für das unmittelbare Hervortreten von Komplexmerkmalen in den anderen Fällen.

Fehler kommen sowohl bezüglich der p- als auch der g-Silben vor, aber in beiden Fällen recht selten.

Für A- und B-Reihen gelten diese ganzen Ausführungen in gleicher Weise. Als einmal in einer Kombination 2 Silben unmittelbar untereinander standen, die in einer Bv-Reihe assoziiert

waren, gab die Vp zu Protokoll, dass sie trotz dieser Assoziation
sofort erkannt habe, dass die beiden Silben in der B-Reihe verschiedenen Gruppen angehörten.

Als wesentliches Ergebnis der Aufgabe 4 greifen wir heraus,
dass die in einer Kombination vorgezeigten Silben nicht nur als
solche, sondern u n m i t t e l b a r a l s z u e i n e r b e s t i m m t e n
G r u p p e g e h ö r i g aufgefasst wurden, und dass die Gruppen,
die hierbei eine Rolle spielten, tatsächlich mit den beim Lernen
gebildeten Komplexen übereinstimmten. Insbesondere sind auch
die p-Silben in einen festen Komplex eingereiht worden.

Auch Vp B hat bei Lösung der **Aufgabe 5** unter einer
speziellen Determination gestanden, wie wir es schon bei Vp A
fanden. Während aber bei Vp A ein Bestreben vorlag, die folgende
Silbe zu nennen, wird hier, offenbar unter dem Einfluss der
Aufgabe 4, die zur selben Gruppe gehörige Silbe genannt. Vp B
erklärt nach einer Reaktion zufrieden „beide aus derselben Gruppe"
oder „mit dem Bewusstsein zur festen Gruppe gehörig". Hat
sich eine nicht zur Gruppe gehörige Silbe durchgesetzt, so heisst
es „diese haben nichts miteinander zu tun". Die Vp wurde nun
darauf hingewiesen, dass es keineswegs darauf ankäme, die zur
Gruppe gehörige Silbe zu nennen, sie solle passiv abwarten,
welche Silbe in ihr auftrete und diese Silbe dann sofort aussprechen, gleichgültig, welche es sei. Aber auch dieser Hinweis
ändert nichts an der Reproduktion, auch dann nicht, als die
Aufgabe 5 vor Aufgabe 4 gestellt wird. Die Ergebnisse sind in
Tab. 6 zusammengestellt. Die Abkürzungen sind dieselben wie
in Tab. 4, nur kommen, den gegenwärtigen Umständen entsprechend, einige Spalten hinzu. Eine rg-Reproduktion (Spalte 2)
liegt vor, wenn auf eine p-Silbe mit der anschliessenden g-Silbe
reagiert wird, also mit der ersten Silbe des folgenden g-Komplexes.
Unter k-Reproduktionen (Spalte 7 und 13) werden solche verstanden, die auf eine vorgezeigte g-Silbe zwar nicht die darauf
folgende g-Silbe, wohl aber eine zum Komplex gehörige g-Silbe
liefern.

Auf eine p-Silbe wird wieder in den weitaus meisten Fällen
mit einer p-Silbe reagiert (Spalte 1), wie es ja bei der Einstellung
der Vp gar nicht anders zu erwarten ist. Für eine feste, kettenartige Assoziation der p-Silben untereinander können die Zahlen
der Spalte 1 kein Beweis sein, dagegen spricht schon das Verhalten
der Vp beim Lernen und Hersagen. Zu beachten wird ferner sein,
dass die Vp, wenn auf eine g-Silbe eine r-Reaktion erfolgte, hinzu-
zufügen pflegte „Feste Assoziation", während diese Bemerkung
bei den p-Reaktionen niemals zu verzeichnen ist. Die rg-Reaktionen, die sich trotz der Einstellung auf den Komplex durchgesetzt haben, würden auf Assoziationen zwischen anschliessenden
Silben verschiedener Komplexe hinweisen, doch kann ihnen
wegen des sehr geringen Auftretens kaum Gewicht beigemessen
werden, um so weniger, als auch eben so viel f-Fälle vorkommen,
worunter die Reproduktionen irgend einer nicht anschliessenden

g-Silbe gemeint sind. In den O-Fällen hatte die Vp nur konstatieren können „bewegliches Element", es war ihr aber keine p-Silbe darauf eingefallen. Diese O-Fälle sind ein objektives Zeichen für das Bestreben der Vp, eine zum Komplex gehörige Silbe zu nennen. Fasst man die Spalten 6 und 7 zusammen, so sieht man, dass auch nach einer g-Silbe die Reproduktion meistens im Komplex blieb.

vorgez.	p-Silbe					g-Silbe					ge-Silbe			
	1	2	3	4	5	6	7	8	9	10	11	12	13	14
reprod.	p	rg	f	0	rv	r	k	f	0	rv	p	r	k	rv
A-R. 1	0,78	0,07	0,07	0,07		0,41	0,12	0,35	0,12		0,40	0,30	0,20	
A-R. 2	1600	3260	2820	6860		1750	5100	1920	4060		3720	1750	3070	
B-R. 3	0,64	0,07	0,02	0,02	0,23	0,65	0,18	0,06			0,12	0,55	0,36		0,09
B-R. 4	1470	1190	2060	9220	1420	1830	2030	7930			2090	4200	1750	

Tab. 6.

Die zahlreichen Fehler, welche Reproduktionen von g-Silben des anderen g-Komplexes oder von nicht anschliessenden p-Silben bedeuten, treten zuweilen deshalb auf, weil die Vp eine p-Silbe erwartet hatte; die O-Fälle in Spalte 9 sind wie die in Spalte 4 zu deuten. Die Reproduktionen der vorgezeigten ge-Silben sind wieder getrennt behandelt, weil es hier sehr oft zur Reproduktion einer p-Silbe kam. Das widerspricht wieder — wie die rg-Reaktionen in Spalte 2 — der Absicht der Vp und kann bei dem häufigen Vorkommen (0,40) nur so aufgefasst werden, dass zwischen ge- und den p-Silben starke Assoziationen bestanden haben müssen. 50 % der Reproduktionen allerdings (Spalte 12 und 13) sind bei den A-Reihen trotzdem im Komplex geblieben.

Einen Masstab zur Beurteilung der Zeiten gewinnen wir, wenn wir die Trefferzeiten in Spalte 6 von 1750 Sigmen als eine kurze Reaktionszeit zu Grunde legen. Dann kann die Zahl 1600 in Spalte 1 als ein Zeichen für die Geschlossenheit des p - Komplexes gelten, während die Zeiten in Spalte 7 und 13 einen viel lockeren Zusammenhalt der g - Komplexe andeuten. Die ziemlich hohen Zeitwerte in Spalte 2 und 11 lassen sich so verstehen, dass die Reproduktion erst in den nächstfolgenden Komplex hinüberführte, wenn sich die Vp eine Weile vergeblich auf eine zum Komplex gehörende Silbe besonnen hatte. Die sehr hohen Werte der O-Zeiten sind ohne weiteres begreiflich.

Die B-Reihen stimmen in ihren Werten mit den A-Reihen sehr gut überein, nur machen sich die rv-Reaktionen (Assoziationen aus der Vorreihe) wieder geltend, wie wir es auch von Versuchsreihe 1 her kennen. Der auffallend hohe Zeitwert für f in Spalte 8 von 7930 Sigmen ist dadurch zustande gekommen, dass die Vp sich wehrte, eine sich aufdrängende p-Silbe auszusprechen.

Zusammenfassend kann man sagen, dass die Art und Weise, wie die Aufgabe 5 hier gelöst worden ist, eine bestätigende Ergänzung zu Aufgabe 4 darstellt: die p-Silben sowohl als die g-Silben bilden Komplexe, die bei der Reproduktion eine Rolle spielen; die p-Komplexe sind geschlossener als die g-Komplexe. Ferner ist zu sagen, dass sich auf das Vorzeigen von g-Silben Assoziationen geltend machen, und dass auch zwischen den g- und p-Silben, die aufeinander folgten, Assoziationen bestehen. Hinsichtlich der Komplexbildung bestehen in den B- und A-Reihen dieselben Verhältnisse. Dass sich rv-Assoziationen durchsetzen, kann deshalb nicht für ein Zeichen geringerer Geschlossenheit der Komplexe der B-Reihen gelten, weil die Reproduktionszeit in Spalte 1 und 7 für die B-Reihen keineswegs länger ausgefallen ist als für die A-Reihen.

Versuchsreihe 3.

Die Versuchsanordnung dieser Reihe weicht in einer Hinsicht von der Versuchsanordnung der ersten beiden Reihen wesentlich ab. Es kam bisher nicht allein darauf an, innerhalb der A- und B-Reihen Vergleiche zwischen den g- und p-Silben anzustellen, sondern es war nebenbei auch wertvoll, die Ergebnisse der B-Reihen einerseits mit denen der A-Reihen andererseits zu vergleichen. Zum Zwecke dieses Vergleichs sollten sich die A- und B-Reihen nur dadurch unterscheiden, dass beim Lernen der B-Reihen schon feste Assoziationen allerdings nunmehr getrennter Silben bereitliegen, [1]) welche dann ihrerseits eine Komplexbildung vorbereiten und eine Komplexbildung der p-Silben behindern müssten, um so mehr, als diese sich nicht auf Assoziationen stützen könnte. In jeder anderen Hinsicht müssten aber die Vergleichsobjekte gleich sein. Gegen die bisherige Versuchsanordnung lässt sich der Einwand erheben, dass die B-Reihen auch einen gewissen Vorteil aufweisen, weil die in ihnen verwendeten Silben für die Vp schon vom Lernen der Bv-Reihen her eine hohe Bekanntschaft besitzen. Allerdings könnte dieser Vorteil nur der Wiederholungszahl zugute kommen; dass er die Komplexbildung im Sinne der p- und g-Gruppen beeinflussen könnte, ist nicht anzunehmen. Trotzdem wird in dieser dritten Versuchsreihe eine exaktere Vergleichungsmöglichkeit der A- und B-Reihen geschaffen.

Das geschieht dadurch, dass auch den A-Reihen eine Vorreihe (Av-Reihe) vorangeschickt wird, welche genau wie die Bv-Reihe bis zum Hersagen gelernt werden muss und nach einer Pause von 3 Minuten von neuem gelernt und hergesagt wird, so dass also die Aufgaben 1a bis 1e (s. Seite 8) auch für die A-Reihen durchgeführt werden. Der Bau dieser Av-Reihen wird hier an einer Reihe erläutert, welche als Vorreihe zu einer A-Reihe vom Typ₆ dient.

---

[1]) Dass auch in der Reihe getrennte Silben oft zu Komplexen zusammengeschlossen werden, ist von G. E. Müller a. a. O. nachgewiesen.

Typ$_6$	absolute Stelle:	1	2	3	4	5	6	7	8	9	10
	Silbe:	g_1	g_2	g_3	g_4	g_5	p	p	p	p	g_6
Av	absolute Stelle:	1	2	3	4	5	6	7	8	9	10
	Silbe:	g_3	p	p	p	p	g_4	g_1	g_6	g_5	g_2

In dieser Av-Reihe wechseln natürlich die p-Silben nicht ihren Platz, sie wird wie eine normale Reihe dargeboten. Die g-Silben erscheinen in einer anderen Reihenfolge als später in der A-Reihe, was ja auch in Bv und B der Fall war.

Durch das Voranschicken dieser Av-Reihe entstehen nun folgende Uebereinstimmungen und Unterschiede zwischen den A- und B-Reihen: in beiden Fällen wird eine Vorreihe gelernt, deren Assoziationen hernach durch eine neue Anordnung der Silben gestört, durch die Bekanntheit der Silben aber gefördert werden. Während aber der eine Teil der Silben die nun in den A- bezw. B-Reihen angenommene Folge beibehält (g-Silben), wechseln 4 Silben mit jeder neuen Wiederholung ihren Platz (p-Silben). Soweit stimmen A- und B-Reihen überein. Der Unterschied besteht darin, dass die p-Silben in den Vorreihen der A - Reihen unter sich assoziiert wurden, während sie in den Vorreihen der B-Reihen mit späteren g-Silben assoziiert wurden. Jetzt ist gegen einen Vergleich der Ergebnisse der A- und B-Reihen methodologisch nicht das Geringste einzuwenden. Findet in diesen Reihen überhaupt eine Komplexbildung statt, so müsste sie in den B-Reihen sehr viel schwerer zustande kommen, wenn die Assoziationen für eine Komplexbildung massgebend sind; und dieser Unterschied müsste sich um so grösser geltend machen, als der Faktor der Assoziierung auf die Komplexbildung in den A- und B-Reihen entgegengesetzte Wirkungen ausüben, nicht nur in den B-Reihen hemmen, sondern auch in den A-Reihen fördern müsste.

Vp C ist schon im Lernen von permutierten Silben geübt durch die Vorversuche, über welche am Schlusse dieser Versuchsabteilung (Seite 30) berichtet wird. Zu Beginn dieser Versuche hat sie bereits ein bestimmtes Lernverfahren ausgebildet. Sie bemüht sich zunächst, den Bau der Reihe zu erkennen, und kann dann erst mit dem eigentlichen Lernen beginnen.

Die Vp steht beim Lernen der A- und B-Reihen unter dem Eindruck, dass die 10 Silben in 4 verschiedenen Reihen geboten werden, was ja den tatsächlichen Verhältnissen entspricht. Diese Reihen gleichen sich nach ihrer Ausdrucksweise in der Stellung eines Teiles der Silben, während 4 der Silben „ihre Stellung wechseln". Es liegt ein ausgeprägt fraktionierendes Lernen vor, und zwar fängt die Vp am liebsten die Reihe von hinten an zu lernen, was ihr auch bei denjenigen Reihentypen, die am Schlusse mehrere g-Silben aufweisen, stets gelingt. Hat sie z. B. eine Reihe vom Typ$_3$, so fasst sie zunächst die 4 letzten Silben zusammen und lernt sie. Dann schliesst sie an diese Gruppe zunächst die fünftletzte Silbe, dann die sechstletzte Silbe an. Bei dem Versuch, eine weitere Silbe vorzufügen, erkennt sie, dass jetzt die „veränderliche Gruppe" anfängt. Sofort beginnt sie jetzt die Reihe von der Spitze an zu lernen, nimmt zunächst die beiden g-Silben auf und fängt dann erst an, sich die p-Silben einzuprägen. Unliebsam ist es ihr, wenn die Reihe mit p-Silben endet oder nur eine g-Silbe am Schluss steht. Dann fängt sie die Reihe von der Spitze an zu lernen, prägt sich aber zunächst nur die ersten 3 Silben ein und fügt der so gewonnenen Gruppe nach und nach weitere g-Silben an, bis sie auf wechselnde Silben stösst. Ueber das Lernen der p-Silben ist folgendes zu sagen : Hat die Vp die g-Silben in ihrer Reihenfolge eingeprägt, so greift sie die ersten beiden p-Silben auf, die ihr gerade vor Augen kommen, und fasst sie zu einem Paar zusammen. Nun wartet sie, bis dieselbe Reihenfolge in der 4. Lesung wieder-kommt, und lernt dann die beiden anderen p-Silben als weiteres Paar hinzu. Die Zwischenzeit benutzt sie dazu, die p-Silben, sobald sie am Spalt vorübergehen, ohne Beachtung der Reihen-folge einzuprägen, „ich mache sie mir schon inzwischen bekannt". Nur ein einziges Mal wird angegeben, dass die p-Silben nach den Vokalen geordnet wurden, sonst wird regelmässig das be-schriebene Verfahren angewendet. Eine Verschiedenheit des Lernens, je nachdem, ob eine A-Reihe oder eine B-Reihe vorliegt, ist in keinem Falle zu konstatieren. Darüber befragt, ob die Vorreihe beim Erlernen einer nachfolgenden Reihe von Einfluss sei, äussert die Vp, dass sie anfänglich wohl nach schon ein-geprägten Zusammenhängen gesucht, aber keine mit Sicherheit gefunden habe. Um mit solchen Feststellungen nicht unnütz Zeit zu verlieren, lerne sie die Reihe lieber wie eine ganz neue. Ein einziges Mal wird in einer A-Reihe ein Zusammenhang aus der Av-Reihe benutzt.

Die Vorreihen werden in der Weise erlernt, dass zunächst die 4 letzten, dann die 4 ersten und zuletzt „die beiden Silben in der Mitte" eingeprägt werden. Also auch hier können wir, wie in der Versuchsreihe 2, das Gesetz von der konservativen Komplexbildung nicht nur innerhalb derselben Reihe, sondern von einer zur anderen Silbenreihe fortwirkend nachweisen.

	Reihenart	1. Lernen		2. Lernen		
		1	2	3	4	5
		ma	z	ma	z	n
1	Av-Reihen	19,4	17,5	2,8	1,8	je 14
2	Bv- „	19,8	17,5	2,4	1,6	je 14
3	A- „	21,3	20,5	2,8	2,5	je 14
4	B- „	22,8	21,5	3,8	3,0	je 14

Tab. 7.

Die Uebereinstimmung der Wiederholungsziffern für Av- und Bv-Reihen in Zeile 1 und 2 der Tab. 7 ist ein gutes Zeichen für das konstante Verhalten der Vp C. Die Werte für die

A- und B-Reihen (Zeile 3 und 4 der Tab. 7) stufen sich nur wenig ab; das ist aus dem Lernverfahren erklärlich, worüber noch ein Wort gesagt werden muss:

Eine genauere Analyse des Lernvorgangs ist aus den Angaben der Vp nicht möglich. Namentlich darüber, ob die gebildeten Gruppen eng zu neuen Einheiten zusammengefasst werden, findet sich keine Aeusserung. Dass diese Gruppen eine scharfe Abgrenzung und Geschlossenheit besassen, geht aber aus den richtigen Lösungen der Aufgabe 2 hervor, die unten besprochen werden. Aus dem Protokoll muss noch einmal hervorgehoben werden, dass sich im Lernen der p-Silben ein grosser Unterschied gegenüber den bestimmten und kontrollierten Angaben der Vpn A und B ergibt. Im vorliegenden Falle wird eine Permutation von der Vp bevorzugt, die p-Silben werden tatsächlich in eine feste, kettenartige Assoziation gebracht und daher auch beim zweiten Hersagen stets in derselben Reihenfolge wie beim ersten Hersagen reproduziert. Das Eigentümliche des Lernens der beiden andern Vpn tritt dadurch um so schärfer hervor.

Beim Lösen der A u f g a b e 4 verhält sich Vp C genau wie Vp A in Versuchsreihe 1: Sie greift 2 Silben aus der viersilbigen Kombination heraus, die ihr zuerst als in eine Gruppe gehörig auffallen, gibt mit dem Worte „ja" das Zeichen, dass sie mit der Entscheidung fertig ist, und nennt dann die beiden Silben. Handelt es sich um den Typ_1 oder Typ_7, und werden die Kombinationen C'_2 oder C'_3 dargeboten, so werden oft richtig drei Silben als zu einer Gruppe gehörig aufgeführt. Es wurde oben gesagt, dass die p-Silben in Gruppen zu zweien gelernt worden sind. Ein Einfluss jener Untergruppenbildung ist bei den Lösungen nicht zu erkennen. Die p-Silben werden in einem sehr hohen Prozentsatz richtig als zur Gruppe gehörig erkannt, wie aus T a b. 8 (Spalte 1 und 4) ersichtlich ist, gleichgültig, ob die vorgezeigten p-Silben einer jener Untergruppen angehörten oder nicht.

Die Zahlen der Tab. 8 bieten insofern dieselben Verhältnisse dar wie die der Tab. 3 in Versuchsreihe 1, als die Kp-Zusammenstellungen bedeutend über die Kg überwiegen. Das ist vor allem bei der unmittelbaren Konkurrenz der Fall, beim Vorzeigen von C_1 (Spalte 1 und 2), das trifft auch zu bei einem Vergleich der Ergebnisse in C_2 und C_3 (Spalte 4 und 6). Auch die Werte der Zeiten zeigen in diesen Spalten ein entsprechendes Verhalten, indem zur grösseren Anzahl die kleinere Zeit gehört. Nur die Zeit für das Zustandekommen eines Kp beim Vorzeigen von C_1 ist in der B-Reihe grösser als der Wert für eine Kg-Lösung. Die Fehler erklären sich wie in Versuchsreihe 1. Das Uebergewicht der Kp ist auch in der Summierung der Ergebnisse (Spalte 8 und 9) beträchtlich. Vergleicht man die Werte für die B-Reihen mit den für die A-Reihen erhaltenen Werten (Spalte 8—10), so ist die Zahl der Fehler in den B-Reihen um ein geringes grösser, die Zahl der Kp kleiner, die Zahl der Kg

grösser als in den A-Reihen, während die Zeiten für die
B-Reihen durchweg kürzer sind.

vorgezeigt:		C_1		C_2		C_3		Im ganzen festgestellt:		
festgestellt:		Kp	Kg	F	Kp	F	Kg	F	Kp	Kg	F
		1	2	3	4	5	6	7	8	9	10
A-Reihen	1	0,62	0,13	0,25	0,89	0,07	0,71	0,21	0,53	0,28	0,19
	2	2010	2700	2810	3340	3150	3420	2130	2780	3290	2500
B-Reihen	3	0,50	0,29	0,21	0,82	0,14	0,68	0,29	0,45	0,33	0,22
	4	2170	2320	2650	2480	1810	2270	2800	2360	2280	2460

Tab. 8.

Es ist im ganzen also nur eine ausserordentlich geringe Ver-
schlechterung der Lösungen in den B-Reihen festzustellen. Aber
die Kp haben gegenüber den Kg an Uebergewicht verloren, was
sich am deutlichsten unter C_1 (Spalte 1 und 2) zeigt, wo die
Kp in den B-Reihen 12% verlieren, während die Kg 16% gewinnen. Die ursprüngliche Assoziation der p-Silben ist der
Geschlossenheit des p-Komplexes in den A-Reihen zugute
gekommen.

Vp C ist die einzige dieser Abteilung I, welche die permutierten Elemente in einer bestimmten Ordnung gelernt hat,
die sie sich jedesmal auswählte. Wie sie dabei verfuhr, wurde
oben schon beschrieben. Von dem Verhalten der Vp C in
Aufgabe 5 wird darum nach bisherigen Erfahrungen zu erwarten
sein, dass sie sich darauf einstellte, die folgende Silbe zu nennen,
wobei sie auch beim Erscheinen von p-Silben nicht in Verlegenheit kommen konnte. Dass eine solche Einstellung bestand,
geht wieder aus einer spontanen Beurteilung der Reproduktionen
als „richtig" und „unrichtig" hervor in dem Sinne, dass eine
in der Reihe folgende Silbe als richtig, eine andere als unrichtig
bezeichnet wurde. Namentlich stimmen auch die p-Reproduktionen in Spalte 1 der Tab. 9 mit der Reihenfolge überein, in
welcher die p-Silben beim Hersagen genannt wurden.

Die Werte der Tab. 9 werden uns aus diesen Gründen
so weit es überhaupt durch das Treffer- und Zeitverfahren
möglich ist — wirklich über die Assoziationen innerhalb der
Silbenreihen und ihre Stärke Aufschluss geben können. Führen
wir die Besprechung zunächst für die A-Reihen durch, und beginnen wir mit den p-Silben. Auf eine p-Silbe musste Vp C
voraussichtlich mit einer p-Silbe reagieren, wenn die vorgezeigte
Silbe in der Ordnung, die die Vp ausgewählt hatte, eine der drei
ersten absoluten Stellen einnahm; sie musste dagegen mit der
anschliessenden g-Silbe reagieren (rg-Reproduktion),
wenn die vorgezeigte p-Silbe in jener Ordnung die vierte absolute
Stelle einnahm. Wenn die Assoziationen zwischen den p-Silben
ebenso stark waren wie die Assoziation zwischen der letzten
p-Silbe und der ersten g-Silbe des folgenden g-Komplexes,
musste es dreimal so viel p-Fälle als rg-Fälle geben. Nun

sind, wie ein Vergleich der Spalten 1 und 2 lehrt, auf die p-Reproduktion mehr als das Dreifache der rg-Reproduktion entfallen, und es folgt daraus, dass die p-Silben untereinander stärker assoziiert waren als die letzte p- mit der anschliessenden g-Silbe. Auch die niedere Trefferzeit in Spalte 1 spricht dafür. Die Fehler bedeuten, dass mit einer anderen als der anschliessenden g-Silbe reagiert wurde, und sind sehr selten.

vorgez.	p-Silbe				g-Silbe				ge-Silbe			
	1	2	3	4	5	6	7	8	9	10	11	12
reprod.	p	rg	f	rv	p	r	f	rv	p	r	f	rv
A—R. 1	0,72	0,20	0,08		0,05	0,55	0,26	0,14	0,59	0,21	0,10	0,10
2	1504	2210	2046		1310	1260	2014		1730	1070	1370	1670
B—R. 3	0,76	0,15	0,01	0,08		0,44	0,24	0,32	0,63	0,19	0,07	0,07
4	2020	2150		1080		1590	1960	2056	1360	1460	1510	1870

Tab. 9.

Auf eine g-Silbe gab es vorwiegend Treffer mit relativ niedrigen Reaktionszeiten (Spalte 6), Fehler treten hier verhältnismässig oft auf, sie entstanden gewöhnlich dadurch, dass perseverierende p-Silben ausgesprochen wurden.

Gehen wir zu den getrennt behandelten ge-Vorzeigungen über, so finden wir, dass die zur ersten p-Silbe hinüberführende Assoziation in 59⁰/₀ der Fälle durchdringt (Spalte 9) und die rückläufige Assoziation (Spalte 10) bei weitem übertrifft.

Die Ergebnisse für die B-Reihen stimmen auch hier gut mit den besprochenen Ergebnissen überein. In den A- sowohl als in den B-Reihen haben sich die alten Assoziationen (rv) aus den Vorreihen nur selten noch durchgesetzt, ausgenommen in Spalte 8 für die B-Reihen, wo mit 32⁰/₀ ein Wert steht, der aus dem Rahmen der übrigen rv-Reproduktionen sehr herausragt.

Abschliessend wird festgestellt, dass in Versuchsreihe 3, in welcher die Vp die p-Silben in g-Silben umwandelte, hinsichtlich der Assoziation der Silben dieselben Tatsachen bestehen, die Müller und Schumann[1]) und Müller und Pilzecker[2]) an zweisilbigen Komplexen nachgewiesen haben. Die Assoziationen innerhalb des Komplexes sind auch hier stärker als die Assoziationen zwischen aufeinander folgenden Silben verschiedener Komplexe. Zwischen den A- und B-Reihen bestehen auch in dieser Hinsicht keine grossen Unterschiede. Das muss aber hier besonders betont werden, denn gerade die Assoziationen müssten in den B-Reihen wesentlich schwächer sein als in den A-Reihen, wie wiederholt begründet worden ist. Eine grössere Wiederholungszahl beim Lernen könnte zwar die Ausgleichung erklären, aber die Wiederholungsziffern der A- und B-Reihen unterscheiden sich nur sehr wenig voneinander. Es muss also noch ein anderer Faktor wirksam gewesen sein, der die assoziativen

---

[1]) Z. f. Psych. 6 (1894).
[2]) Z. f. Psych. Erg.-Bd. 1 (1900).

30

Hemmungen aufhob, und diesen Faktor werden wir in der Komplexbildung zu suchen haben. Sie kann also nicht, wie besonders aus den ersten beiden Versuchsreihen hervorging, auf Assoziationen beruhen, sie bewirkt vielmehr eine Assoziierung. Auch die Ordnung, welche Vp C innerhalb der p-Silben einführte, erfolgte erst, nachdem die Vp die p-Silben aus der Reihe ausgesondert und als ein zusammenhängendes Ganzes behandelt hatte.

Im übrigen bestätigt die Versuchsreihe die Ergebnisse der ersten beiden Versuchsreihen hinsichtlich der p- und g-Komplexe und des Hervortretens der ersteren im Bewusstsein der Vp.

Vorversuche.

Vor Durchführung der Versuchsreihen 1—3 wurden drei Vorversuchsreihen unternommen, um für die Anordnung der Versuchsreihen und die Aufstellung der Instruktionen Erfahrungen zu sammeln. Als Vpn waren die Vpn A und C tätig, sowie Vp G.

In diesen Vorversuchen wurden nur A-Reihen verschiedener Typen gelernt. Ueber das Verhalten der Vpn beim Lernen ist nichts anderes zu sagen, als was schon in den Versuchsreihen 1—3 mitgeteilt worden ist. Hervorzuheben sind nur die Lösungen der Aufgabe 4, zu welcher folgende von der späteren — S. 9 mitgeteilten — abweichende Instruktion gestellt wurde:

Lesen Sie die untereinander geschriebenen Silben, die jetzt erscheinen werden, und stellen Sie fest, welche für Sie vor allem zusammengehören. Nennen Sie diese Silben, sobald die Verschlussklappe fällt.

Wie schon aus der Instruktion hervorgeht, war die Expositionszeit der Kombinationen in diesen Vorversuchen konstant, und es wurde also nicht gewartet, bis die Vp eine Entscheidung getroffen hatte. Die Expositionszeit wurde den einzelnen Vpn angepasst und betrug für Vp C 3 sec., für Vp A 4 sec., für Vp G 5 sec. Die Ergebnisse sind in Tab. 10 summarisch zusammengestellt. Die Bezeichnungen Kp und Kg haben dieselbe Bedeutung wie oben, mit Kpg bezeichnen wir die Zusammenstellung einer p- und einer g-Silbe. Die Spalte 3a zeigt in Prozenten der Spalte 3 an, wieviele dieser Kpg darauf beruhten, dass eine p-Silbe mit einer anschliessenden g-Silbe, also mit der letzten g-Silbe des vorangehenden g-Komplexes oder mit der ersten g-Silbe des auf die p-Silben folgenden g-Komplexes zusammengestellt wurde. In den O-Fällen (Spalte 4) wurde kein Zusammenhang gefunden. Dass die Komplexbildung überall erfolgte, erwies sich aus den Angaben der Vpn über das Lernen.

| festgesetzt | 1 | 2 | 3 | 4 | 3a |
	Kp	Kg	Kpg	O	3a
Vp G	0,39	0,05	0,56		80
Vp A	0,29	0,05	0,24	0,42	80
Vp C	0,29	0,29	0,40	0,02	65

Tab. 10.

Beim Lösen der Aufgabe 4 wurden diese Komplexe aber nach Spalte 3 in ausserordentlich zahlreichen Fällen nicht gewahrt, und die hohen Werte in Spalte 3a zeigen deutlich, woran das lag: Die Vpn fassten „zusammengehören" im Sinne des Aufeinander-Gefolgtseins auf. Das besagten auch direkt die Erläuterungen, welche die Vpn zuweilen zu ihren Lösungen gaben. Von Vp G wurde oft eine genannte Zusammenstellung widerrufen mit der Bemerkung: „nein, die standen doch niemals zusammen". Nur Vp C sagte auch zuweilen aus, dass zwei von ihr herausgegriffene Silben zusammengehörten, weil sie in dem „veränderten" bezw. „unveränderten" Teil der Reihe gestanden hatten.

Nach diesen Vorversuchen musste von obiger Instruktion, welche vor der
später verwendeten den Vorzug hat, neutraler zu sein, Abstand genommen
werden, weil namentlich Vp G und A, aber auch Vp C, obwohl sie Komplexe
gebildet hatten, unter Zusammengehören das Aufeinander-Gefolgtsein verstanden,
und aus diesem Grunde die Lösungen keinen Nachweis über die Komplexbildung
hätten geben können.

Folgerungen.

Hinsichtlich der Gliederung eines Komplexes kann man
folgende Unterscheidung machen Es kann zum Wesen
des Komplexes gehören, dass seine Elemente stets eine gewisse
Selbstständigkeit behalten, während es andere Komplexe gibt,
deren Elemente ihre Selbständigkeit umso mehr aufgeben, je
häufiger der Komplex benutzt wird. Die ersteren wollen wir
Kollektiv-, die letzteren Singular-Komplexe nennen. Ein
Kollektiv-Komplex liegt zum Beispiel bei den Tonschritten vor, auch
ein Vokabelpaar stellt einen Kollektivkomplex dar, die beiden
Wörter bleiben selbstständig, man mag zwischen seinen Elementen
noch so feste Sukzessiv- oder Simultan-Assoziationen stiften. Beispiele für die Singular-Komplexe sind die Wörter; in ihnen
büssen die Bestandteile, die Buchstaben, ihre Selbständigkeit
bis zu einem solchen Grade ein, dass es unter Umständen gar
nicht bemerkt wird, wenn ein Element des Komplexes ausgelassen oder verändert worden ist.

Sehen wir unsere p- und g-Komplexe auf diesen Unterschied hin an, so müssen wir die g-Komplexe zu den Singular-
Komplexen rechnen; zwar kommt ihren Elementen, den einzelnen Silben, anfangs eine grosse Selbständigkeit zu, wie auch
den Buchstaben eines Wortes bei einem Kinde, das lesen lernt,
aber je fester sie assoziiert worden sind, je mehr verlieren sie
an Selbständigkeit. Das kann so weit führen, dass sie, einzeln
vorgezeigt, überhaupt nicht mehr erkannt werden. Die p-
Komplexe dagegen sind Kollektiv-Komplexe (wenn wir Versuchsreihe 3 ausnehmen, in welcher die p-Silben in eine bestimmte Ordnung gebracht wurden).

Dass ein Kollektiv-Komplex hinsichtlich der assoziativen
Verknüpfung seiner Bestandteile keineswegs lockerer zu sein
braucht als ein Singular-Komplex, zeigt schon das Beispiel eines
fest assoziierten Vokabel-Paares. Es bleibt also noch die Frage
offen, ob die Elemente unserer p-Komplexe fest assoziiert
waren oder nicht. Bei Besprechung einzelner Versuchsergebnisse wurde die Frage dahin entschieden, dass erstens (mit
Ausnahme von Versuchsreihe 3) keine kettenartige Assoziation
bestand wie bei den g-Komplexen, dass zweitens auch keine
starken Assoziationen vorlagen, trotz allem aber ein assoziativer
Zusammenhang der zum Komplex gehörigen p-Silben zuge-
geben werden kann.

Doch ist dabei noch Folgendes zu berücksichtigen. Zunächst wurde bereits bei Besprechung der einzelnen Versuche betont, dass die auftretende Silbe intentional war und von einem Erlebnis des Einverständnisses, der Richtigkeit, andernfalls der Unrichtigkeit, begleitet wurde. Diese Erscheinung weist darauf hin, was die Aussagen der Vpn auch noch ausdrücklich bestätigt haben, dass bei der Reproduktion determinierende Tendenzen wirksam waren. Und so wurde die auf das Vorzeigen einer p-Silbe schwierige Reproduktion dadurch erleichtert, dass Vp A auf Grund einer Absicht irgend eine zum Komplex gehörende Silbe nannte, während bei Vp B eine im gleichen Sinne wirkende latente Einstellung wirksam war.

Damit soll aber keineswegs behauptet werden, dass nicht eine gewisse Assoziierung der p-Silben erfolgt wäre, nur werden wir uns diese wesentlich verschieden von den kettenartigen Assoziationen denken müssen, welche beim Lernen von g-Silben und überhaupt von geordneten Reihen von Elementen irgend welcher Art entstehen. Die Vpn selbst erläuterten ihr Verfahren so, dass sie sich bei den p-Silben gemerkt hätten, welche Silben überhaupt da waren, und welche zu der betreffenden Gruppe gehörten. Sie wissen, dass es bewegliche und feste Silben gibt, und sie wissen, welche Silben zu der beweglichen und welche zur ersten oder zur zweiten festen Gruppe gehören. Wenn wir annehmen, dass sich die Vorstellungen (p-Silben) im Sekundär-Erlebnis (im Sinne von Poppelreuter[1]) zu einer Totalvorstellung zusammenschliessen, so können wir bei der Reproduktion auch an dessen Satz von der Totalität der Reproduktionstendenz denken. Tritt eines der Elemente (p-Silbe) ins Bewusstsein, so geht von ihm eine Tendenz auf Reproduktion des Sekundär-Erlebnisses, also auch der Totalvorstellung aus, und aus dieser differenzieren sich dann die einzelnen Vorstellungen schneller oder langsamer, nach dem Grade ihrer Reproducibilität. Dass in diese Totalvorstellung auch Komplexe bzw. Gestalten eingehen, gehört zur Theorie, und es würde nicht mit ihr in Widerspruch stehen, dass diese Komplex-Erlebnisse reproduzibler sind als die Elemente.

Versuchen wir nach diesen ersten Versuchsreihen schon zu entscheiden, ob die Assoziation den Komplex oder der Komplex die Assoziationen bewirkt hat, so dürfte es nach den Ergebnissen und Erörterungen wahrscheinlich sein, dass die eigentliche Assoziierung, wenigstens der p-Silben, erst begonnen hat, nachdem der Komplex der p-Silben durch die Wahrnehmung der Veränderungen und der Inbeziehung-Setzung der beweglichen Silben schon gebildet war. Doch beachten wir, bervor eine Entscheidung getroffen wird, die Versuche der nächsten Abteilung.

---

[1] Poppelreuter, Ueber die Ordnung des Vorstellungsablaufes I. Arch. f. ges. Psych. 25, Seite 208 ff.

Zweites Kapitel,

Versuchsabteilung II.

(Die p-Silben sind durch feste Silbenpaare von einander getrennt.)

In Versuchsabteilung I bleiben der strengen Assoziationstheorie 2 Möglichkeiten offen, eine Begründung des Komplexes durch Assoziation zu verteidigen. Sie könnte einmal geltend machen, dass die permutierten Elemente sich unmittelbar berühren, dass eine Folge p_1 p_2 z. B., wenn sie auch bei der nächsten Wiederholung gestört ist, doch bei der vierten Wiederholung wiederkehrt, und dadurch trotz der assoziativen Hemmung gewisse Assoziationen gestiftet werden könnten, welche schliesslich einen Komplex begründen. Ein zweiter Einwand könnte sich darauf stützen, dass die 4 p-Silben mit derselben absoluten Stelle assoziiert werden und dadurch auch unter sich festere Verbindungen eingehen könnten als mit anderen Silben. In den Versuchsreihen 4-7 wird zunächst die Grundlage für den ersten Einwand beseitigt, indem mit Silbenreihen experimentiert wird, in welchen die p-Silben überhaupt nicht unmittelbar aufeinander folgen, sondern je 2 von ihnen durch ein Paar von g-Silben getrennt sind.

Bei Verwendung 10silbiger Reihen konnte man 4 Reihentypen herstellen, deren Schemata hier folgen:

Typ (1, 4, 7)	Absolute Stelle:	1	2	3	4	5	6	7	8	9	10
	Silbe:	p	g	g	p	g	g	p	g	g	g
Typ (2, 5, 8)	Absolute Stelle:	1	2	3	4	5	6	7	8	9	10
	Silbe:	g	p	g	g	p	g	g	p	g	g
Typ (3, 6, 9)	Absolute Stelle:	1	2	3	4	5	6	7	8	9	10
	Silbe:	g	g	p	g	g	p	g	g	p	g
Typ (4, 7, 10)	Absolute Stelle:	1	2	3	4	5	6	7	8	9	10
	Silbe:	g	g	g	p	g	g	p	g	g	p

Wir erläutern den Typ (1, 4, 7) genauer; für die andern gilt das Entprechende. — Bei einer Reihe vom Typ (1, 4, 7) werden diejenigen Silben, die bei der ersten Lesung an den absoluten Stellen 1, 4 und 7 stehen und welche wir für den Augenblick mit p_1, p_2, p_3 bezeichnen, bei der zweiten Lesung der Reihe in der Folge p_2, p_3, p_1, bei der dritten Lesung in der Folge p_3, p_1, p_2 dargeboten, so dass in den drei ersten Lesungen die Silben in nachstehender Reihenfolge erscheinen:

	Absolute Stelle:	1	2	3	4	5	6	7	8	9	10
1. Lesung:	Silbe:	p_1	g	g	p_2	g	g	p_3	g	g	g
2. Lesung:	Silbe:	p_2	g	g	p_3	g	g	p_1	g	g	g
3. Lesung:	Silbe:	p_3	g	g	p_1	g	g	p_2	g	g	g

Die Reihenfolge der vierten Lesung stimmte wieder mit der der ersten überein. Um die Einsicht in den Wechsel noch zu erschweren, wurde in der Hälfte der Reihen die Folge

$$p_3, \; p_1, \; p_2 \quad \text{vor der Folge} \quad p_2, \; p_3, \; p_1$$

benutzt.

Die Darbietung erfolgte wie in Versuchsabteilung I, auch mit derselben Geschwindigkeit (13,5 sec für 10 Silben).

Es wird erwartet, dass die Vp, um jene schwierigen Silbenreihen zu erlernen, zum Hilfsmittel der Komplexbildung greift. Sicherlich werden die an ihrer absoluten Stelle bleibenden g-Silbenpaare zu Komplexen zusammengeschlossen werden, und es besteht die Frage, ob auch die p-Silben streng von ihnen abgesondert und zu einem Komplex vereinigt werden, dem dann vermutlich ein Gesamtkomplex der g-Silbenpaare gegenüber stehen dürfte.

Worauf könnte eine eventuelle Komplexbildung der p-Silben bei dieser Versuchsanordnung beruhen? Jedenfalls nicht auf Berührungs-Assoziationen, denn solche verbinden die p-Silben mit den auf sie folgenden g-Silben und könnten einer Komplexbildung der p-Silben nur hinderlich sein. Auch die mittelbaren Assoziationen über 2 g-Stellen hinweg könnten schwerlich in Frage kommen, jedenfalls wäre es dann nicht einzusehen, warum nicht auch diejenigen g-Silben, die (etwa beim Typ (1, 4, 7)) an der 2., 5. und 8. absoluten Stelle stehen, für sich eine Verbindung zu einem Komplex eingehen, denn sie haben denselben Abstand voneinander wie die p-Silben.

Es bliebe noch der Einwand einer Assoziation mit der absoluten Stelle. Man könnte sagen: die Komplexbildung kommt eben gerade bei dieser Versuchsanordnung dadurch zustande, dass alle 3 p-Silben in Typ (1, 4, 7) mit der 1. absoluten Stelle, und ausserdem auch mit der 4. und 7. absoluten Stelle verbunden sind. Dieses Argument könnte natürlich nur dann Beachtung verlangen, wenn nicht nur jede p-Silbe mit der Stelle, sondern die p-Silben — vermittels der Stelle — auch untereinander assoziiert werden, und es würde widerlegt sein, wenn sich im Falle einer Komplexbildung der p-Silben nachweisen liesse, dass diese Silben fest mit den anschliessenden g-Silben assoziiert sind, aber nicht untereinander. ' Käme der Assoziation mit der absoluten Stelle jene Bedeutung zu, so würde es ferner unwahrscheinlich sein, dass bei dieser Reihenart die Komplexbildung der p überhaupt ausbliebe. Beide Tatsachen finden sich aber in den Versuchen vor.

Ein Versuchstag nahm folgenden Verlauf:

' Es wurden nacheinander 2 Silbenreihen gelernt und geprüft, die verschiedenen Typen angehörten. Zu jeder Reihe wurden 5 Aufgaben gestellt. Aufgabe a) bestand im Lernen der Reihe. Die Instruktion hierzu lautete:

I n s t r u k t i o n a): Lernen Sie die erscheinenden Silben, bis Sie sie alle möglichst in der bestimmten Reihenfolge hersagen können. Auf unbedingte Einhaltung einer Reihenfolge soll es nicht ankommen. Das Wesentlichste ist, dass sämtliche Silben genannt werden. Jede Silbe soll gleichmässig für sich betont werden.

Durch die Forderung „möglichst in der bestimmten Reihenfolge" sollte erreicht werden, dass feste Assoziationen von Glied zu Glied, also auch zwischen den p- und g-Silben, zustande kamen, während der Zusatz, dass es auf unbedingte Einhaltung der Reihenfolge nicht ankomme, verhüten sollte, dass es die Vp für nötig hielt, alle 3 Reihenfolgen gesondert einzuprägen.

Auf das richtige Hersagen der 10 Silben erfolgte die Protokollierung der Selbstbeobachtung, die mit den Fragen eingeleitet wurde: „Wie haben Sie die Silben gelernt, was ist Ihnen beim Lernen aufgefallen?" Nach der Protokollierung wurde die Reihe noch sechsmal, bei einer Vp E neunmal, gelesen, und nun erfolgte die Prüfung des assoziativen Bestandes innerhalb der Reihe nach Aufgabe b).

I n s t r u k t i o n b): Es wird eine einzelne Silbe erscheinen, fassen Sie die Silbe aufmerksam auf, ohne sie laut zu lesen, und sprechen Sie die Silbe aus, die Ihnen zuerst auftritt.

Von der beim Trefferverfahren üblichen Instruktion, die darauf f o l g e n d e Silbe zu nennen, musste wieder abgewichen werden, weil es bei den vorliegenden Reihen unklar gewesen wäre, welches die folgende Silbe sein sollte.

Zur Vorzeigung gelangten 6 Silben: 3 p- und 3 g-Silben; und zwar wurde eine g-Silbe ausgewählt, welche die erste Stelle in einem g-Silbenpaare eingenommen (g_1), und zwei g-Silben, welche an zweiter Stelle in einem g-Silbenpaare gestanden hatten (g_2). Für einen undurchsichtigen Wechsel beim Vorzeigen der p- und g-Silben wurde gesorgt, ebenso dafür, dass keine dieser Silbenarten beim Vorzeigen benachteiligt war. Waren also die 6 Silben etwa in der Folge

p g g p g p

vorgezeigt worden, so wurden sie bei einem anderen Auftreten desselben Reihentypus in dem Wechsel

g p p g p g

vorgezeigt. Innerhalb der vorgezeigten g-Silben nahm die Silbe g_1 abwechselnd die erste und die zweite Stelle ein.

Aufgabe c): Es wurde ein Täfelchen vorgezeigt mit 3 vertikalen Silbenkolonnen:

g_1	p	g_2
g_1	p	g_2
g_1	p	g_2

Tab. 11.

Eine dieser Kolonnen enthielt die p-Silben. Die anderen beiden Kolonnen enthielten die g_1- und die g_2-Silben, so dass die g-Silben einer Kolonne durch je 2 absolute Stellen in der Reihe voneinander getrennt waren, also hinsichtlich des Abstandes in der Reihe genau so gestellt waren wie die p-Silben. Die Reihenfolge der g-Silben von oben nach unten war umgekehrt wie ihr Auftreten in der Silbenreihe. Die p-Silben waren nicht immer die mittlere Kolonne, wie in Tab. 11, sondern die Stellung der 3 Kolonnen unterlag innerhalb jedes Reihentypus einem systematischen Wechsel, welcher der Vp schon infolge des Wechsels der Typen völlig undurchsichtig blieb. Die Instruktion lautete:

Instruktion c): Lesen Sie laut die 3 vertikalen Kolonnen, die jetzt erscheinen werden, jede Kolonne von oben nach unten, die 3 Kolonnen von links nach rechts mit einem kleinen Absatz hinter jeder Kolonne, und geben Sie dann unmitelbar ohne jede Reflexion an, ob Ihnen eine Kolonne auffiel oder am geläufigsten vorkam, und welche das eventuell war. Mit der Zusammenstellung von Konsonanten oder Vokalen ist nichts beabsichtigt.

Die Kolonnen wurden dann noch ein zweites Mal von rechts nach links gelesen mit sonst unveränderter Instruktion.

Besass man einerseits in den Angaben über die Selbstbeobachtung der Vp ein Material, aus welchem sich entscheiden liesse, ob eine Komplexbildung beim Lernen stattgefunden hatte, so sollte in den Lösungen der Aufgabe c) und der weiteren Aufgaben ein Mittel gewonnen werden, objektiv zu erschliessen, ob die 3 p-Silben als Komplex im Bewusstsein der Vp eine Rolle spielten. Liegt eine Komplexbildung der p-Silben vor, so ist zu erwarten, dass beim Lesen der 3 Kolonnen die der p-Silben gegenüber den anderen ausgezeichnet erscheint und als Komplex auffällt.

Eine derartige Lösung könnte vielleicht noch als Folge einer einfachen assoziativen Bindung erklärt werden, es wurde darum in einer Aufgabe d) die Tafel der 3 Kolonnen nochmals vorgezeigt, nachdem folgende Instruktion erteilt worden war:

Instruktion d): Lesen Sie sich die Kolonnen nochmals durch, aber diesmal ohne zu sprechen, und stellen Sie folgende Ueberlegung an: Es soll eine neue Reihenfolge der eben gelernten Silben vorgenommen werden, wobei die Reihenfolge einer dieser Kolonnen verwandt wird, z. B. an den Anfang gestellt werden soll, während sich die übrigen Silben ohne Umstellung anschliessen sollen. Welche Kolonne würde zur Aussonderung am zweckmässigsten sein, wenn die so hergestellte Silbenreihe schnell und zu festem Behalten erlernt werden sollte.

Es liegt auf der Hand, dass die Kolonne der p-Silben den angegebenen Zweck am besten erfüllen würde, dass aber die Aufgabe nur dann richtig gelöst werden konnte, wenn die Vp eine Scheidung der p- und g-Silben vorgenommen hatte und ihr genau bekannt war, welche Silbe zu den p-, und welche zu den g-Silben gehörten. Vor allem aber musste der Vorteil der p-Kolonne in die Augen springen, wenn diese Silben zu einem Komplex vereinigt worden waren.

Nach dieser Entscheidung wurde die Vp um den Grund befragt. Zwischen Aufgabe c) und d) wurde Aufgabe e) eingeschaltet. Instruktion e): Schreiben Sie auf, welche Reihenfolge der gelernten Silben Ihnen am erwünschtesten wäre, wenn es darauf ankäme, die Silben schnell und fest zu erlernen. Sie dürfen über die Reihenfolge völlig frei verfügen.

Die Vp erhielt hierzu ein Verzeichnis der 10 Silben und wurde ausdrücklich darauf aufmerksam gemacht, dass die Reihenfolge des Verzeichnisses nichts zu bedeuten habe. Aus der Lösung dieser Aufgabe sollte besonders ersehen werden, ob die Vp. die 3 p-Silben etwa zusammen stellte, wozu eine vorangegangene Komplexbildung hätte anregen müssen. Andererseits konnte man aus einer Einfügung der einzelnen p-Silben unter die g-Silben auf eine feste Assoziierung zwischen p- und g-Silben schliessen.

Versuchsreihe 4.

Vp D wurde zunächst an einer Reihe von Tagen im Lernen normaler 8-, 10- und 12-silbiger Reihen geübt, die mit gleichmässiger Betonung jeder Silbe gelesen werden mussten. Dann erst wurde mit den eigentlichen Versuchen begonnen, und zwar wurden zunächst nur Silbenreihen vom Typ (3, 6, 9) dargeboten. Die Vp braucht in den ersten Tagen ungefähr 60 Wiederholungen, bis sie sämtliche Silben hersagen kann. Es wird erkannt, dass die Reihe ausser den „Unregelmässigkeiten" feste Silbenfolgen enthält. Am 2. Tage wird einmal richtig angegeben, dass am Schluss der Reihe immer eine der Folgen p_1 g, p_2 g oder p_3 g vorgekommen ist. Am 4. Tage gibt die Vp an, besondere Hilfen benutzt zu haben. So habe sie darauf geachtet, dass gewisse Silbenpaare immer in der gleichen Folge auftraten; und da ihr die letzte Silbe als eine feste bekannt gewesen sei, so sei für die vorletzte Stelle immer nur noch eine Silbe in Frage gekommen, diese habe sie zu reproduzieren versucht, was meistens gelungen sei, da nur 3 Silben für diese Stelle in Frage kamen und zwei v o n i h n e n s c h o n v o r h e r a u f g e t r e t e n w a r e n. Vom 5. Tage ab wird der Bau der Reihe durch ein planmässiges Verfahren festgestellt, indem zuerst immer diejenigen „Gruppen von 2 Silben" gesucht werden, die „immer zusammen bleiben". Nachdem diese eingeprägt worden sind, werden die übrigbleibenden gelernt, indem „ich bei ihrem Auftreten dachte, das ist auch eine der Silben, die an drittletzter Stelle auftreten". Vom 7. Tage ab werden sämtliche Reihentypen 1—4 benutzt, die oben beschrieben sind. Die Vp verfährt nun, gleichgültig, welchen Typus sie vor sich hat, beim Lernen so, dass sie die gleichbleibenden Silbenpaare heraussucht und einprägt und dann auf die „wechselnden Silben" achtet, indem sie sich bei jedesmaligem Auftreten einer permutierten Silbe sagt, „d i e w e c h s e l n , u n d d i e g e-h ö r e n z u s a m m e n" oder auch „das ist eine von den Silben, die an n-ter Stelle erscheinen", wobei das n eine Stelle ist, die sich nach dem Typus richtet und der Vp besonders aufge= fallen ist.

Die Versuche dauerten 14 Tage. Vom 7. Versuchstage ab wurden sämtliche Aufgaben gestellt. Die Wiederholungsziffer für die letzten 8 Versuchstage, beträgt ma = 30, z = 27.

Zum Hersagen der Silben ist zu bemerken, dass die Reihenfolge der hergesagten Silben der Darbietung insofern entsprach, als die g-Silben stets an der richtigen absoluten Stelle genannt wurden. Die p-Silben wurden in den ersten 4 Tagen entweder jede für sich an den Wechselstellen eingereiht oder es wurden auch 2 von ihnen an einer Wechselstelle zusammen genannt, so dass die 3. Wechselstelle ausfiel. Am 5. Tage jedoch werden zum ersten Mal alle 3 p-Silben unmittelbar hintereinander genannt, und diese Art wird jetzt beibehalten, so dass, vom 5. Tage ab gerechnet, 13 solchen Fällen nur 7 gegenüberstehen, in welchen die p-Silben, alle drei oder doch eine von ihnen, getrennt aufgeführt wurden.

Zu Aufgabe e): Das Ergebnis ist ungefähr dasselbe wie beim Hersagen. Vom 5. Tage ab werden oft alle 3 p-Silben zusammengestellt und zwar in 10 Fällen gegenüber 10 anderen Fällen.

Zu Aufgabe c): Bezeichnen wir die Fälle, in denen die Kolonne der p-Silben als ausgezeichnet angesehen wird, mit R, diejenigen Fälle, in denen eine andere Kolonne angegeben wird, mit F, so stehen 30 R-Fälle 17 F-Fällen gegenüber. Noch grösser ist das Uebergewicht der R-Fälle in der Aufgabe d), nämlich 20:4. In der Begründung heisst es, dass die angegebene Kolonne die wechselnden Silben enthalte. Die F-Fälle kommen hier nur in den ersten 5 Tagen vor.

Werfen wir jetzt die Frage auf, ob eine Komplexbildung der p-Silben stattgefunden hat, so muss sie ohne Zweifel bejaht werden. Sie geht aus den oben zitierten Aeusserungen der Vp über ihr Lernen ebenso klar hervor wie aus den mitgeteilten Zahlenergebnissen der Aufgaben a, c, d und e. Eine Komplexbilung hat stattgefunden, und wie steht es mit Assoziationen in der Reihe, insbesondere mit der Assoziierung der p-Silben? Darüber gibt die Tab. 12 Aufschluss. Wir stellen hier noch einmal eine Reihe schematisch dar, um das Verständnis der Tabelle zu erleichtern:

Typ (3, 6, 9) Absolute Stelle: 1 2 3 4 5 6 7 8 9 10
Silbe: g_1 g_2 p g_1 g_2 p g_1 g_2 p g_1

Die Tabelle enthält nun drei Hauptabteilungen, so dass diejenigen Reproduktionen geschieden werden, die auf eine der p-Silben erfolgten, die auf eine der g_1- Silben und die auf eine der g_2-Silben zustande kamen. Wenn die p-Silben untereinander assoziiert sind, so muss auf eine p-Silbe wieder mit einer p-Silbe reagiert werden, im anderen Falle muss auf eine p-Silbe eine g_1- oder eine g_2-Silbe folgen, was unter Umständen auf eine vorwärtsläufige bezw. eine rückläufige Assoziation deuten würde, wenn nämlich die Vp sich eine bestimmte Reihenfolge eingeprägt hat und die vorgezeigte der reproduzierten Silbe jener Reihenfolge entspricht.

Für eine feste Assoziation der g-Silbenpaare würde es sprechen, wenn auf g_1 das dazu gehörige g_2 reproduziert wird, also ein Treffer vorliegt; noch mehr, wenn auf g_2 ein g_1 erfolgt, und sich somit auch eine rückläufige Assoziation zu erkennen gibt. Ein sehr häufiges Auftreten dieser rückläufigen Reproduktionen würde darauf schliessen lassen, dass die g-Silbenpaare innerhalb der Reihen isolierte assoziative Gruppen bilden. Wenn schliesslich auf g_2 ein p reproduziert wird, so kann wieder eine feste Assoziation vorliegen, wenn z. B. die Vp eine bestimmte Reihenfolge gelernt hat, und die Folge g_2 p in jener Reihenfolge vorkam. Eine f-Reproduktion liegt immer dann vor, wenn die genannte und die vorgezeigte Silbe in der Reihe niemals in unmittelbare Berührung kamen[1]), wenn also z. B. auf das g_1 der 7. absoluten Stelle das g_1 der 4. absoluten Stelle reproduziert wurde oder wenn auf eine p-Silbe das g_1 der 1. absoluten Stelle auftrat.

vorgezeigt:		p-Silbe			g_1-Silbe			g_2-Silbe		
		1	2	3	4	5	6	7	8	9	10
reproduziert :		p	g_1 od. g_2	f	g_2	p	f	g_1	p	f	O
Zahl der Fälle	1	0,53	0,34	0,13	0,44	0,06	0,50	0,13	0,40	0,44	0,03
T.	2	2160	2620	3530	1820	1460	2670	2550	2520	2180	4630

Tab. 12.

---

[1]) Ausgenommen natürlich, wenn die vorgezeigte und die reproduzierte Silbe beide p-Silben sind, welcher Fall oben schon aufgeführt wurde und in Spalte 1 der Tab. 12 registriert ist.

Nun ist nach Spalte 4 unserer Tabelle nicht ganz in der Hälfte der Fälle auf eine Vorzeigung g_1 ein Treffer erfolgt, aber häufiger hat ein f-Fall vorgelegen (Spalte 6). Nimmt man hinzu, dass die Zahl der rückläufigen Reproduktionen auf g_2 in Spalte 7 ganz gering ist (13%), so ist der Schluss erlaubt, dass die g-Silbenpaare keine sehr starken isolierten Assoziationen bildeten. Die recht beträchtliche Ziffer von p-Reproduktionen in Spalte 8 lässt mehr eine durchgehende Assoziierung vermuten, aber auch diese ist nicht stark gewesen, denn mit einer kurzen Reaktionszeit der Treffer in Spalte 4 verglichen, ist der Zeitwert in Spalte 8 ziemlich hoch, und ausserdem haben die Fehler in Spalte 9 das Uebergewicht. Sehen wir nun zu, wie es mit der Assoziation der p-Silben untereinander steht, so finden wir hier etwas günstigere Ziffern. In 53 % der p-Vorzeigungen wurde wieder eine p-Silbe genannt (Spalte 1), und wenn die dazu gehörige Zeit von 2160 Sigmen auch den Trefferwert in der Spalte 4 etwas übersteigt, den wir als Mass für eine schnelle Reaktion annehmen, so bleibt der Zeitwert in Spalte 1 doch ganz beträchtlich hinter den Zeitwerten der Spalten 2 und 3 zurück. In 34 % der Fälle (Spalte 2) wurde auf p- eine g-Silbe reproduziert, und zwar handelte es sich mit wenigen Ausnahmen um eine g_1- Silbe, die in der von der Vp hergesagten Reihe auf die vorgezeigte p-Silbe gefolgt war. Es bestehen zwar also starke Assoziationen zwischen den p-Silben, diese sind aber auch ziemlich fest mit den g-Silben verknüpft, welche auf sie folgen, Die Fehler kommen nur in den ersten Tagen vor. Uebrigens handelt es sich bei der Assoziation der p-Silben nicht um eine kettenartige, welche ein Glied mit einem bestimmten anderen verbindet. Das lässt sich durch folgende Angaben der Vp und durch Zahlen belegen: Die Vp erklärte: „Ich hatte es nicht nötig, die festen Silben zusammen zu lernen, sondern ich konnte dazwischen die wechselnden an den wechselnden Stellen lesen, in welcher Reihenfolge weiss ich nicht genau", und in 13 Fällen gegenüber 11 Fällen wurden die p-Silben beim Aufschreiben in Aufgabe c) in einer anderen Reihenfolge aufgeführt als beim Hersagen der Reihe.

Die starke Assoziation der p-Silben könnte auf die Assoziation mit den absoluten Stellen zurückzuführen sein, wenn sich diese Stellen-Assoziation nicht in anderen Versuchsreihen dieser Abteilung als fast oder ganz unwirksam erwiesen hätte. Dem Protokollbuch nach beruht die Assoziation vielmehr auf der betonten Absicht der Vp, die p-Silben zum Zwecke der schnellen Erlernung fest zusammenzufassen und auf dem Versuche, beim Erscheinen der einen p-Silbe bei der Darbietung der Reihe, die beiden anderen p-Silben als dazugehörig zu reproduzieren. Jene Absicht und dieser Versuch dürften aber die Komplexbildung bereits voraussetzen, was durch weitere Versuche noch klarer wird.

Beim Erlernen der Reihen vom Typ 4 oder 1 hielt es die Vp für vorteilhaft, in einem dreigliedrigen Rhythmus zu lernen, was offenbar durch die 3 an erster bezw. letzter Stelle stehenden g-Silben veranlasst worden ist. Durch diese neue rhythmische Komplexbildung ist aber keine Störung der g-Komplexe und des p-Komplexes erfolgt.

Versuchsreihe 5.

Vp E ist ausgeprochen akustisch veranlagt. Sie hatte anfangs ausserordentlich Mühe, die Reihen mit p-Silben zu lernen. Am ersten Tage gelingt es nach 129 Wiederholungen immer noch nicht, die Silben vollzählig herzusagen. Ein Versuch, eine der drei Reihenfolgen auszuwählen und diese unbekümmert um die anderen einzuprägen, bringt keinen Erfolg und wird aufgegeben. Eine Erleichterung des Lernens tritt ein, als die Vp am 4. Vortage beim Erlernen von Typ (2, 5, 8) erkennt, dass die erste und die beiden letzten Silben ihre Stellung nicht verändern. Diese als feststehend erkannten Silben werden als „Eckpfeiler" bezeichnet, zwischen denen sich die anderen Silben „hin- und herschieben". Die Wiederholungszahl bleibt aber noch recht gross (ungefähr 50). Allmählich schreitet die Erkenntnis des Reihenaufbaues fort, es werden einzelne Silben p a a r e als feststehend erkannt und als Paare eingeprägt. Von den anderen Silben sagt die Vp, dass sich diese Zwischenglieder von selbst einstellten. Diese Zwischensilben werden also als ihre Stellung wechselnde Silben angesehen; über ihre Anzahl ist die Vp eben so wenig im klaren wie darüber, welches eigentlich diese Silben sind. Es sind eben vor allem die von der Vp als feststehend erkannten Paare vor den anderen Silben ausgezeichnet. Beim Aufsagen werden selbst diese Paare gelegentlich durch eine p-Silbe zerrissen. Erst am 6. Versuchstage stellt die Vp fest, dass es in der Reihe drei Wechselstellen gibt, und dass für diese Stellen nur drei Silben in Betracht kommen. Die Vp macht nun die Entdeckung, dass diese Eigentümlichkeit der Anordnung für alle Reihen zutrifft, welche ihr aufgegeben werden. Jetzt rücken die p-Silben mehr in die Aufmerksamkeit der Vp, sie geht beim Lernen in der Weise vor, dass sie zunächst die feststehenden Paare heraussucht und einprägt, dann lernt sie die „wechselnden Silben", indem sie sich diese „dem Klange nach einhämmert". Wenn bei einer Wiederholung der Reihe eine dieser Silben dagewesen ist, weiss die Vp, dass jetzt nur noch zwei weitere in Frage kommen, die dann an den Wechselstellen erwartet werden. Häufig habe sich vor einer Wechselstelle die richtige p-Silbe eingestellt. Hieraus kann man ersehen, dass diese p-Silben nicht nur isoliert gelernt werden, wie es die Vp zuweilen schildert, sondern dass sie gemeinsam von den übrigen Silben der

Reihe abgesondert werden, auch werden einheitliche Bezeichnungen für die p-Silben gebraucht, wie die „Unbekannten" oder
„die Vagabunden". Von nun an fällt es der Vp verhältnismässig
leicht, die Reihen zu lernen, und die durchschnittliche Wiederholungszahl ist für die Zeit vom 8. Tage ab, wo sie plötzlich beträchtlich fällt, wesentlich kleiner, nämlich ma = 21,3 (z = 21,5)
gegenüber ma = 43,1 (z = 36) in der ersten Versuchshälfte.
Auch in den übrigen Aufgaben treten die p-Silben jetzt als zusammengehörig auf, worüber sofort eingehender berichtet wird.
Trotzdem werden die p-Silben beim Hersagen immer an den
Wechselstellen in den Zusammenhang einzeln eingereiht. Ausdrücklich wird ferner betont, dass die Reihenfolge dieser drei
Silben nicht interessiere, vielmehr ganz gleichgültig sei. Die
Vp weiss nur, dass drei Silben in Frage kommen, und welches
diese 3 sind. Von Interesse ist noch, dass die 3 p-Silben vom
8. Tage ab, gleichviel, an welchen absoluten Stellen sie stehen,
einen Iktus bekommen, was absichtlich geschieht und das Lernen
erleichtert.

Aus dem Protokoll über das Lernen und Hersagen fassen
wir als Ergebnis zusammen: D i e p - S i l b e n w e r d e n z u
e i n e m K o m p l e x z u s a m m e n g e s c h l o s s e n, s o
b a l d s i e a l s d i e i h r e n P l a t z w e c h s e l n d e n S i l -
b e n e r k a n n t w e r d e n. E i n e A s s o z i i e r u n g i s t
v o r h e r n i c h t e r k e n n t l i c h; auch jetzt ist die Assoziation
keine kettenartige, d. h. es stellt sich auf eine p-Silbe nicht
notwendig eine bestimmte andere Silbe ein, sondern die Silben
sind assoziiert als die zum Komplex gehörigen. Wenn die Vp
sich die drei Silben isoliert einprägt, so ist sie sich doch bewusst,
sie einer besonderen und gleichmässigen Behandlung zu unterziehen.

Zur Aufgabe e): Mit Ausnahme der ersten Tage, an denen
eine Regelmässigkeit nicht festzustellen ist, stimmt die als wün-
schenswert von der Vp aufgeschriebene Reihenfolge insofern
mit der hergesagten überein, als die fest eingeprägten Gruppen
von 2 und 3 g-Silben beide Male auftreten. Allmählich wird
diese Uebereinstimmung immer genauer, die Paare werden an
der absoluten Stelle aufgeschrieben, die sie in der dargebotenen
Reihe und beim Hersagen einnahmen, und die drei p-Silben
nehmen stets je eine Wechselstelle ein. Die Reihenfolge der
p-Silben ist in 10 gegenüber 4 Fällen beim Aufschreiben anders
als beim Hersagen. Vom 8. Versuchstage ab, also nachdem
die Komplexbildung der p-Silben einsetzt, ist eine plötzliche
Aenderung in den Lösungen der Aufgabe e) festzustellen. Von
nun ab werden die p-Silben (in 67 % der Fälle) unmittelbar
hintereinander aufgeschrieben, und zwar meistens an den Anfang
der Reihe gestellt, wodurch also der Zusammenschluss der
p-Silben objektiv bestätigt wird. Die R e i h e n f o l g e der p-Silben
bleibt trotzdem beim Aufschreiben und Hersagen verschieden
mit Ausnahme eines einzigen Falles.

Die Aufgaben c) und d) werden bis zum 7. Tage fast immer als unlösbar bezeichnet. Weder beim blossen Ueberlesen (Aufgabe c), noch bei einer genauen Prüfung im Sinne der Aufgabe d) findet die Vp eine der 3 Kolonnen bevorzugt. Das ändert sich plötzlich bei der 2. Reihe des 7. Tages, also nach dem Erkennen des Reihenbaus, wo bei der Lösung von Aufgabe d) die Kolonne der p-Silben als zweckmässige bezeichnet wird. Die Vp begründet ihre Entscheidung damit, dass diese Silben zwar nicht miteinander assoziiert seien, aber doch auch keine der gestifteten Assoziationen zerreissen würden. Vom 8. Tage ab wird die Kolonne der p-Silben in Aufgabe c) und d) mit einer Ausnahme stets als bevorzugt angesehen.

Diese Resultate der Aufgaben c), d) und e) sind also eine glatte Bestätigung dessen, was bei Aufgabe a) über die Komplexbildung und Assoziierung ausgeführt wurde.

Tabelle 13 enthält die Resultate der Aufgabe b). Die Bezeichnungen sind dieselben wie in Tab. 12 der Versuchsreihe 4, nur dass in den Zeilen 3 und 4 die Ergebnisse der ersten 7 Tage, in den Zeilen 5 und 6 die Ergebnisse des 8. bis 12. Tages noch besonders aufgeführt sind. Die auf g_1 und g_2 erfolgenden Reproduktionen sind in den Spalten 4–6 zusammengelegt, weil sich bei gesonderter Berechnung keine wesentlichen Unterschiede ergaben. Vergleichen wir die Spalten 2 und 1, so ergibt sich, dass auf eine p-Silbe im ganzen häufiger mit einer g-Silbe als wiederum mit einer p-Silbe reagiert worden ist Dieses Uebergewicht ist den Versuchstagen 1—7 zuzuschreiben, was aus den Zeilen 4 und 3 hervorgeht, während vom 8. Tage ab die p-Reaktionen das entschiedene Uebergewicht haben.

vorgezeigt:			p			g_1 oder g_2		
			1	2	3	4	5	6
reproduziert:			p	g_1 od. g_2	f	g_1 od. g_2	p	f
1.—12. Tag	Zahl der Fälle	1	0,42	0,47	0,11	0,68	0,22	0,10
	T	2	1760	1300	1600	1220	1550	3060
1.—7. Tag	Zahl der Fälle	3	0,24	0,57	0,19	0,60	0,26	0,14
	T	4	1730	1410	1920	1280	1310	3480
8.—12. Tag	Zahl der Fälle	5	0,67	0,33	—	0,80	0,17	0,03
	T	6	1770	1040	—	1140	1960	1820

Tab. 13.

Das Ergebnis der ersten 7 Tage wird darauf zurückzuführen sein, dass eine gewisse Assoziierung der p-Silben durch Vermittelung der absoluten Stelle bestand, während die Assoziationen der p-Silben mit anstossenden g-Silben stärker waren. Jene Assoziierung der p-Silben hatte dennoch, wie wir wissen, keine Komplexbildung verursachen können. Als aber mit dem 7. Tage die Komplexbildung einsetzte, war sie es vielmehr, welche eine etwas stärkere Assoziierung der p-Silben als Komplexe l e m e n t e bewirkte und auch die Reproduktion beeinflusste, indem jetzt die spezielle Determination wirksam wird, auf eine p-Silbe wieder eine p-Silbe zu nennen. Es können sich infolgedessen nur noch ganz feste pg-Assoziationen durchsetzen mit sehr kurzer Trefferzeit (1040 Sigmen). Dass die p-Silben nicht fest assoziiert sind, beweisen auch die hohen Zeitwerte in Spalte 1, die sich keineswegs auf einzelne hohe Werte zurückführen lassen. Die p-Reaktionen enthalten auch nur 3 Werte unter 1000 Sigmen, die g-Reaktionen dagegen 8.

Auf eine g-Silbe wurde in der weitaus grössten Mehrzahl der Fälle die darauf folgende bezw. vorhergehende g-Silbe genannt, und dieses Uebergewicht wird noch etwas entschiedener in den Zeilen 5 und 6, offenbar weil in diesen letzten Versuchstagen eine strengere Scheidung der p- und g-Silben erfolgte. Da die Spalte 4, wie schon oben erwähnt, ebensoviel rückläufige als vorwärtsläufige Reproduktionen enthält, so besteht hier eine strenge Isolierung der g-Paare im Gegensatz zu Versuchsreihe 4.

Als Hauptergebnis dieser Versuchsreihe stellen wir fest: eine assoziative Verbindung der p-Silben unter sich war der Anordnung nach nicht unmittelbar möglich, auch die Assoziation mit der absoluten Stelle, die auf Grund der Reihenanordnung erfolgen konnte, und auch nachweisbar schon in den ersten Tagen erfolgt ist, verhalf nicht zur Komplexbildung. Erst als am 7. Tage erkannt wird, d a s s d i e p - S i l b e n d i e E i g e n s c h a f t d e s S t e l l u n g s w e c h s e l s g e m e i n - s a m h a b e n, findet plötzlich die Komplexbildung statt und macht sich von nun ab beim Lernen und beim Lösen der anderen Aufgaben bemerkbar. Von nun ab findet auch eine engere Assoziierung der p-Silben statt, die aber keineswegs eine kettenartige Ordnung herbeiführt. Auf die Reihenfolge der Glieder dieses Komplexes kommt es offenbar gar nicht an. Auch die als feststehend erkannten g-Silbenpaare bilden fest geschlossene Komplexe.

Versuchsreihe 6.

Vp F hat ebenfalls ein vorwiegend akustisches Gedächtnis. Es macht ihr anfangs sehr grosse Mühe, die Reihen mit permutierten Silben zu lernen. Die über die ganze Versuchsreihe berechnete durchschnittliche Wiederholungsziffer beträgt ma = 41,3 (z = 38). Am 1. Versuchstage stimmt die Reihenfolge der hergesagten Reihe hinsichtlich der g-Silben nur ungefähr mit der dargebotenen überein; am 2. Versuchstage wird der Versuch gemacht, sich das Lernen durch Bevorzugung einer der 3 Reihenfolgen zu erleichtern, aber sofort wieder aufgegeben, weil die anderen Reihenfolgen den Zusammenhang immer wieder zerreissen. In den nächsten Tagen erkennt die Vp, dass einzelne Silben immer an derselben Stelle bleiben, und erklärt ähnlich wie Vp E, dass diese Silben „ein Gerüst" gebildet hätten, in das sich „das andere Material" einfügte. Schliesslich merkt die Vp, dass die Reihen nach einem bestimmten Schema gebaut sind, und bildet nun ein Lernverfahren aus, es wird zunächst das festgestellt, was die Vp die „feste Struktur" der Reihe nennt, d. h. es werden die feststehenden Silben und ihre Plätze ermittelt. Anfangs wird nur von einigen g-Silben erkannt, dass sie ihre Stelle behalten, allmählich aber steigert sich die Kenntnis des Reihenbaues, und schliesslich weiss die Vp von allen 7 g-Silben, dass sie die feste Struktur der Reihe bilden. Diese Feststellungen selbst machen zwar einige Mühe, erleichtern aber das Lernen erheblich, ja, es wird erklärt, dass nach diesen Feststellungen überhaupt erst das Lernen beginnen könne. Nun erfolgt das Einprägen der Silben, die „fest bleiben", und dann wendet sich die Vp den „wechselnden Silben" zu. Diese werden zwischen die festen Paare eingesetzt und zwar jede Silbe da, wo es der Vp vorteilhaft erscheint. Zuweilen wird eine oder die andere dieser eingesetzten Silben bei der Protokollierung auch einzeln namentlich erwähnt.

Beim Hersagen wird die so geordnete Reihe richtig reproduziert, wobei die p-Silben immer einzeln an den Wechselstellen stehen. In genau derselben Reihenfolge werden die Silben in Aufgabe e niedergeschrieben, auch jede p-Silbe behält dabei dieselbe Stelle, die sie beim Hersagen einnahm. Zu Aufgabe c und d kann die Vp niemals eine Lösung finden; beim einfachen Ueberlesen der Kolonnen tritt keine von ihnen hervor, und bei der Prüfung der Kolonnen in Aufgabe d erklärt die Vp, dass die Umstellung überall zu gross sei, als dass irgend eine der entstehenden Reihenfolgen bevorzugt werden könne.

Tabelle 14 enthält das Ergebnis der Aufgabe b, welche erst vom 8. Tage ab gestellt wurde, nachdem das Verhalten der Vp schon eine gewisse Konstanz aufwies. Zunächst beschäftigen uns nur die Zeilen 1 und 2 der Tabelle. Es stimmt mit den bisher mitgeteilten Ergebnissen überein, bleibt aber immerhin erstaunlich, dass nicht in einem einzigen Falle auf Vorzeigung einer p-Silbe ein p reproduziert wurde, es hat also sicherlich keine Assoziierung der p-Silben stattgefunden. Diese erwiesen sich vielmehr mit der folgenden (g_1) oder vorangehenden Silbe (g_2) assoziativ verbunden. Diese beiden Fälle sind in Spalte 2 zusammengezogen, weil sie sich ganz gleichmässig verteilen. Die g_1-Silben sind nach Spalte 4 mit den darauf folgenden g_2-Silben gut assoziiert, welche auch eine sehr kurze Reaktionszeit aufweisen; daneben machen sich noch rückläufige Assoziationen bemerkbar, indem, wie in Spalte 5 aufgeführt, die vorangehende p-Silbe genannt wurde, und zwar trat dies immer ein, wenn die vorgezeigte g_1-Silbe die letzte Silbe der Reihe war, was in Typ (3, 6, 9) vorkommen konnte.

46

vorgezeigt:		p-Silbe			g₁-Silbe			g₂-Silbe			
		1	2	3	4	5	6	7	8	9	10
reproduziert :		p	g₁ oder g₂	0	g₂	p	f	g₁	p	f	0
8.—13.	Zahl d. Fälle 1	—	0,78	0,22	0,66	0,17	0,17	0,38	0,29	0,21	0,12
Tag	T. 2	--	2840	7200	1100	1260	2300	1330	1650	1660	5000
15. und	Zahl d. Fälle 3	—	0,92	0,08	0,50	0,50	—	0,38	0,38	0,24	—
16. Tag	T. 4	—	1880	3780	1310	1960	—	750	1210	2670	—

Tab. 14.

Auch für diese Fälle ist die Reaktionszeit sehr kurz. Auf die Vorzeigung einer g_2-Silbe hat sich die rückläufige Assoziation g_1 (Spalte 7) häufiger durchgesetzt als die folgende p, was mit der oben angegebenen hohen Beachtung der g-Silbenpaare verträglich ist. Auch die Reaktionszeit ist für g_1 günstiger, und wir haben hieran ein deutliches Zeichen für den Zusammenschluss zweier beisammen stehender g-Silben, der allerdings nicht die ausserordentliche Geschlossenheit erreicht, welche in Versuchsreihe 5 zu verzeichnen ist. Die Fehler in Spalte 9 sind zum grössten Teil darauf zurückzuführen, dass die p-Silbe übersprungen und die mittelbar assoziierte g_1-Silbe genannt wurde. Daraus geht ein gewisser Zusammenhang der g - P a a r e hervor. Im allgemeinen weisen diese ganzen Ergebnisse der Aufgabe b darauf hin, dass die Vp die Instruktion b in einem spezielleren Sinne auffasste, indem sie sich selbst die Aufgabe stellte, die folgende Silbe zu nennen. Dadurch wird auch das zahlreiche Auftreten von O-Fällen (Spalte 3) begreiflich.

Aus dem Verhalten der Vp beim Lernen wird man eine gewisse Komplexbildung nicht nur bezüglich der g-Silbenpaare, sondern auch mit Bezug auf die p-Silben nicht verneinen können ; diese wurden als die beweglichen besonders behandelt. Dabei muss es ausserordentlich merkwürdig erscheinen, dass die p-Silben beim Hersagen und Aufschreiben niemals zusammengestellt wurden, und vor allem, dass die Aufgaben c und d ungelöst blieben. Wir werden hierauf später noch zurückkommen. Hier folgt noch die Mitteilung über einige E r g ä n z u n g s - Versuche, die mit Vp F unternommen wurden.

Die Vp musste eine Reihe vom Typ (1, 4, 7) lernen. Sie verhielt sich wie gewöhnlich und konnte auch bei den Aufgaben c und d keine Entscheidung treffen. Jetzt wurde der Vp gesagt, dass man nun einmal die Kolonnen praktisch prüfen wolle, und die Vp musste nun die Silben in einer Reihenfolge lernen, in welcher die Kolonne der p-Silben am Anfang stand, und die festen g-Silben-Komplexe nachfolgten. Nach 6 Wiederholungen wurde diese Reihenfolge gekonnt. Jetzt wurde an die Prüfung einer 2. Kolonne gegangen (es handelte sich um die Kolonne der g_2-Silben), indem diese an den Anfang einer Reihe gestellt wurde, während die übrigen Silben zusammengeschoben nachfolgten. Die Vp merkte sofort die grossen Hemmnisse, die sich dem Erlernen dieser Reihe entgegenstellten, und war nach 16 Wiederholungen noch nicht imstande, die Silben in der neuen Reihenfolge herzusagen. Vp F bemerkte, dass sie bisher nie gesehen habe, dass eine der Kolonnen „die wechselnden Silben" enthielt. ~

Nach eintägiger Unterbrechung wurden noch an 2 Tagen Versuche in der alten Weise ausgeführt. Auch jetzt bemühte sich die Vp, den Bau der Reihen wie früher festzustellen, darüber hinaus aber noch zu ermitteln, in welcher Weise sich die p-Silben ablösten; es wurde auch erklärt, dass die wechselnden Silben noch besonders dem Klange nach eingeprägt wurden.

Beim Hersagen und Aufschreiben verhielt sich die Vp wie früher. Beim Ueberlesen der Kolonnen in Aufgabe c trat wiederum keine der Kolonnen hervor, während bei der Prüfung in Aufgabe d stets die Kolonne der p-Silben als die zweckmässigere bezeichnet wurde. Als Grund wurde angegeben, dass diese Kolonne die 3 Silben enthielt, die keine feste Stelle inne hatten.

Nach diesen Ergebnissen ist eine Komplexbildung der p-Silben noch weniger zweifelhaft als vorhin. An der A s s o z i a - t i o n der Silben hat sich aber im wesentlichen n i c h t s g e - ä n d e r t, wie ein Rückblick auf die Zeilen 3 und 4 der Tab. 14 lehrt. Vor allem ist von einer Assoziierung der p - Silben aus dieser Reproduktionstabelle ebenso wenig eine Spur nachzuweisen, als aus den anderen Ergebnissen dieser Versuchsreihe.

Die Versuchsreihe 6 lehrt, dass die Komplexbildung n i c h t z u r A s s o z i i e r u n g d e r E l e m e n t e z u f ü h r e n b r a u c h t, geschweige denn, dass sie darauf beruhen müsse.

V e r s u c h s r e i h e 7.

Vp H hat ein gutes Gedächtnis, das sensoriell in jeder Hinsicht entwickelt ist. Sie weist auch von allen Vpn dieser Abteilung die kleinste Wiederholungsziffer auf: ma = 24,5; z = 23,3. Nach den ersten Wiederholungen der Reihe tritt eine bestimmte Reihenfolge hervor und wird nun beim Lernen etwas bevorzugt. Das Hersagen erfolgt nach einem Ablauf eben dieser Reihenfolge Aber auch die andern Reihenfolgen werden mit Aufmerksamkeit gelesen, wobei dann einzelne Feststellungen über die Anordnung der Silben gemacht werden. So wird hernach ausgesagt, dass hier oder da ein feststehendes Silbenpaar vorgekommen sei, und dass diese oder jene Silbe ihre Stellung gewechselt habe. Nur selten finden in den Angaben über das Lernen alle 3 p-Silben Erwähnung, und auch dann weiss die Vp nicht, ob es noch weitere wechselnde Silben in der Reihe gab. Es kommt im Laufe der Versuchsreihe überhaupt nicht zu einer genauen Erkenntnis des Reihenschemas, und die Vp erklärt wiederholt, dass obige Feststellungen

ihr keineswegs wichtig oder gar zum Erlernen der Reihe nötig
gewesen wären.

Beim Hersagen werden die p-Silben stets an den Wechselstellen genannt, was ja der mitgeteilten Bevorzugung einer Reihe
entspricht.

In Aufgabe e wird stets die hergesagte Reihenfolge als
die wünschenswerteste aufgeschrieben.

Die Aufgaben c und d bleiben in der Mehrzahl der Fälle
ungelöst; nur gelegentlich wird eine Kolonne aus irgendwelchen
zufälligen Gründen bevorzugt.

Alle diese Mitteilungen beziehen sich auf die ersten 7
Versuchstage. Es ist also bisher keine Zusummenfassung der
3 p-Silben zu einem Komplex zu konstatieren, weder aus den
Angaben über das Lernen, noch aus den Lösungen der Aufgaben. Auch der Bau der Reihe wird nicht erkannt, wie es in
den Versuchsreihen 4-6 geschah. Um nun zu ermitteln, ob die
Erkenntnis des Reihenbaues zu einer Komplexbildung der p-
Silben führen würde, wurde die Instruktion am 8. Tage wie
folgt abgeändert:

Versuchen Sie sich das Lernen dadurch zu erleichtern, dass Sie feststellen, wodurch sich die 3 Reihenfolgen, von denen Sie immer sprechen, unterscheiden.

Vp H kommt jetzt zu der Erkenntnis, dass jede Reihe einen
„festen Rahmen und 3 bewegliche Silben" hat. Sie geht zunächst so vor, dass sie die b e w e g l i c h e n ermittelt und sich
damit abmüht herauszubekommen, an welche Stelle eine bestimmte p-Silbe bei der nächsten Wiederholung rückt. Dann
beschäftigt sich die Vp mit den f e s t e n Silben, von denen sie
jetzt erst feststellt, dass sie meistens paarweise auftreten. Vp H
betont dabei immer wieder, dass diese Feststellung über den
Bau der Reihe das Lernen k e i n e s w e g s f ö r d e r e, s o n-
d e r n i m G e g e n t e i l b e h i n d e r e.

Es liegen jetzt dieselben Verhältnisse vor, die wir in Versuchsreihe 6 gefunden haben. Der Bau der Reihe wird erkannt,
die Existenz fester und beweglicher Silben festgestellt, aber zu
einer derartigen Zusammenfassung dieser p-Silben, wie sie in
den Versuchsreihen 4 und 5 zu verzeichnen war, kommt es
hier nicht. Auch jetzt bleiben die Aufgaben c und d ungelöst,
und beim Hersagen und Aufschreiben stehen die p-Silben stets
getrennt zwischen den g-Silbenpaaren

Schliesslich wurde am 9. Tage im Anschluss an die Aufgabe d das schon in Versuchsreihe 6 beschriebene Experiment
gemacht: Die Vp musste die durch Aussonderung der 3 Kolonnen entstehenden Reihenfolgen jede für sich lernen und so
erkennen, dass in der Tat eine dieser Kolonnen, nämlich die
Kolonne der p-Silben, im Sinne der Aufgabenstellung bevorzugt ist. Von nun ab fand sich beim Lernen eine andersartige Beschäftigung mit den p-Silben vor, bei welcher sie nicht
mehr isoliert blieben, sondern in Beziehung zu einander

gesetzt wurden. War eine der p-Silben beim Ablauf der Reihe dagewesen, so war die Vp vor der nächsten Wechselstelle im Zweifel, welche der beiden anderen p-Silben nun erscheinen würde, während sie vor der dritten Wechselstelle immer genau wusste, welche p-Silbe noch fehlte und daher erscheinen musste. Am nächsten Versuchstage wurde auch die Aufgabe d richtig gelöst, indem die Kolonne der p-Silben als die Kolonne der Silben bevorzugt wurde, „die sich immer bewegten", und an welche man die festen Paare nur anzuschliessen brauchte. Beim einfachen Ueberlesen in Aufgabe c erschien auch jetzt keine der Kolonnen bevorzugt.

Bisher war noch nicht davon die Rede, wie sich die Vp bei der Reproduktion in A u f g a b e b verhielt. Darüber unterrichtet T a b e l l e 15. Obwohl die Silben einer Reihe, nach dem Hersagen und Aufschreiben zu schliessen, gliedweise fest assoziiert waren, wies die Reproduktion grosse Regellosigkeit auf. Die Ergebnisse der Tab. 15 weichen von denen der Tab. 12-14 ausserordentlich ab. Selbst die Zahl der T r e f f e r in Spalte 4 ist kleiner als die Zahl der Fehler in Spalte 6, (verweilen wir zunächst bei den Zeilen 1 und 2) und auch in Spalte 3 und 9 sind die Fehler ungewöhnlich hoch. Die hohe Zahl der p-Fälle in Spalte 8 darf auch nicht so aufgefasst werden, dass auf eine g_2-Silbe die damit a s s o z i i e r t e p-Silbe reproduziert worden wäre; denn mit der bevorzugten und hergesagten Reihe stimmen diese Reproduktionen nur in der Hälfte der Fälle überein, und das Entsprechende gilt für die Deutung der Zahlen in Spalte 2. Insbesondere ist noch zu erwähnen, dass auf eine p-Silbe nach Spalte 1 nur in ganz wenigen Fällen wiederum eine p-Silbe auftauchte. Diese p-Fälle nahmen allmählich zu, nachdem die Komplexbildung durch die Massnahmen des 9. Tages angeregt worden war (Spalte 1, Zeile 3). Für das Zustandekommen der übrigen Zahlen in Zeile 3 gilt aber dasselbe, was für Zeile 1 ausgeführt wurde, sie können daher nicht als Mass für bestimmte Assoziationen gelten.

vorgezeigt:			p-Silbe			g_1-Silbe			g_2-Silbe		
			1	2	3	4	5	6	7	8	9
reproduziert:			p	$g_1 \circ g_2$	f	g_2	p	f	g_1	p	f
1.—7. Zahl der Fälle		1	0,12	0,55	0,33	0,36	0,21	0,43	0,11	0,46	0,43
Tag	T	2	1190	1580	1510	860	960	1570	1000	1290	1330
8.—12. Zahl der Fälle		3	0,38	0,43	0,19	0,29	0,42	0,29	0,29	0,29	0,42
Tag	T	4	1540	1630	2200	1510	1500	1610	1320	1560	2240

Tab. 15.

Die Reproduktion weist im grossen ganzen nur e i n e Regelmässigkeit auf: Die reproduzierten Silben gehören (vereinzelte Fälle ausgenommen) derselben Reihe an, aus der die vorgezeigten Silben stammen. Im übrigen hat sich die Vp n i c h t einer spezielleren Determination unterworfen, wie es von manchen anderen Vpn berichtet wurde. Dieses Ergebnis ist um so

4

beachtenswerter, als sich Vp H ein Jahr vor Ausführung
dieser Versuchsreihe 7 in Versuchsreihe 10 betätigte und dort
ihre Reproduktion trotz ebenso freier Instruktion einen streng
geregelten Verlauf nahm. Dort hatte sie Reihen mit permutierten
Paaren gelernt und die Silben eines jeden Paares zu einem
festen Komplex zusammengeschlossen. Wurde nun eine einzelne
Silbe vorgezeigt, so blieb die Reproduktion s t e t s i m K o m -
p l e x. Danach scheint es, dass die Regellosigkeit der Reproduktion und das Fehlen einer spezielleren Determination in
unserer Aufgabe b darauf zurückzuführen ist, dass i n n e r h a l b
der Reihe keine Komplexbildung stattgefunden hatte, und daher
die Reproduktion nur die einzige allgemeine Regel befolgte,
innerhalb des G e s a m t komplexes zu bleiben, welchen die
ganze 10silbige Reihe darstellte. An diesen Ergebnissen tritt
wieder die grosse B e d e u t u n g d e r K o m p l e x e f ü r d i e
R e g e l u n g d e s V o r s t e l l u n g s a b l a u f e s h e r v o r.

Als ein weiteres Ergebnis dieser Versuchsreihe stellen wir
fest: Die Komplexbildung der p-Silben blieb aus, weil sie
ü b e r f l ü s s i g war. Die Vp war auch ohne sie imstande,
die Reihen schnell zu lernen in deutlichem Gegensatz zu den
übrigen Vpn, die sich das Lernen erst durch Komplexbildung
erleichtern mussten.

F o l g e r u n g e n.

Bei Besprechung der Anordnungen zu den Versuchsabteilungen
I und II wurde dargelegt, inwiefern die Beschaffenheit der
Reihen äusserst ungünstig für eine Assoziierung der p-Silben
war. Das galt schon für die A-Reihen, mehr noch für die B-
Reihen und ganz besonders für die Reihen der Versuchsabteilung
II, wo die p-Silben niemals in unmittelbare Berührung kamen.
Auch gegen die Möglichkeit, dass durch Vermittelung der ab-
soluten Stelle die 3 p-Silben miteinander in hohem Masse assoziiert
werden könnten, wurden Gegengründe angeführt. Dazu ist
noch einiges nachzutragen.

Bei unseren Versuchen wurden 3 Silben mit derselben
absoluten Stelle assoziiert. Wenn nun hierdurch eine Verbindung der p-Silben einträte, so würde jede p-Silbe mit 2 anderen
verbunden worden sein, und es hätten sich also wiederum
Hemmungen geltend machen müssen, die einer besonders festen
Assoziierung der p-Silben um so mehr im Wege gestanden
hätten, als diese p-Silben auch noch mit den vorangehenden
und folgenden g - Silben Verbindungen einzugehen genötigt
waren. Noch schwerwiegender sind die Ergebnisse der Versuchsreihen 6 und 7, in welchen überhaupt keine Assoziierung
der p-Silben nachzuweisen ist. Gerade bei Vp F, welche den
Stellen eine so hohe Beachtung schenkte, wäre aber jene Assoziierung, wenn überhaupt, zu erwarten gewesen. Etwas an-

deres liegt vor, wenn zuerst eine bewusste Heraushebung und Inbeziehung-Setzung der p-Silben stattfindet als derjenigen Silben, die an einer bestimmten Stelle auftreten. In diesem Falle könnte leicht eine Assoziierung eintreten, die aber dann schon als Folge einer Komplexbildung anzusehen wäre. Nach diesen Ausführungen stellen wir als Ergebnis der Versuche fest,

dass die Assoziierung nicht der Komplexbildung vorangegangen und· also gewiss nicht als Ursache der Komplexbildung angesehen werden kann.

Andererseits lässt sich aus den Versuchsresultaten ableiten, dass da, wo eine Assoziierung erfolgte, auch immer eine Komplexbildung vorlag. Und da in den Versuchsreihen 5 und 7 eine Assoziation erkenntlich wurde mit dem Tage, an welchem eine Komplexbildung zum ersten Mal zu konstatieren war, so wird man schliessen können,

dass die Komplexbildung es war, welche die Assoziation bewirkte.

Aber nicht immer hat die Komplexbildung eine Assoziation bewirkt. Versuchsreihe 6 liefert ein interessantes Beispiel dafür, dass eine Komplexbildung keineswegs immer auf eine Assoziierung der Elemente hinausläuft. Vp F unterschied feste und bewegliche Elemente aufs genaueste in der Reihe. Diese letzteren Elemente, die p-Silben, haben trotz der bestimmten Reihengestalt keine assoziative Verbindung eingegangen. Auf Vorzeigen eines solchen Elementes wurde nicht eine andere p-Silbe reproduziert. Wir sagen deshalb, ein solcher Komplex weist keinen assoziativen Zusammenschluss seiner Elemente auf bezw. braucht keinen solchen aufzuweisen.

Drittes Kapitel.

Die Wirkung der Permutation von Silben auf einen Komplex von vorbestimmtem Umfange.

Versuchsabteilung III.

Wenn sich im zweiten Kapitel die Permutation von Elementen als ein Anlass zur Zusammenfassung dieser Elemente erwies, so geschah es natürlich unter der Voraussetzung, dass die permutierten Silben neben anderen, fest bleibenden Silben in ein und derselben Reihe vorkamen. In einer Reihe, die aus lauter permutierten Silben bestünde, würde die Permutation an sich keinen Anlass zur Bildung von Komplexen geben können. Da die Permutation von Elementen innerhalb eines Komplexes den assoziativen Zusammenschluss der Elemente dieses Komplexes schädigt, so werden wir vermuten, dass die Permutation, — obwohl sie unter obigen Voraussetzungen überhaupt erst den Anlass zur Komplexbildung gibt — auf einen seinem Umfange nach bereits bestimmten Komplex s c h ä d l i c h wirkt, insofern, als sie den assoziativen Zusammenschluss der Elemente desselben lockert. Um die somit aufgeworfene Frage zu entscheiden, sollen Komplexe von g- und p-Silben verglichen werden, deren Umfang in beiden Fällen durch sinnfällige Mittel vorbestimmt wird.

D i e V e r s u c h s a n o r d n u n g.

Es ist eine bekannte Erfahrungstatsache, uud G. E. M ü l l e r hat sie auch experimentell an Zahlen- und Konsonantenreihen nachgewiesen, dass gleichfarbige Elemente, die neben andersfarbigen in einer Reihe auftreten, zu einem festen Komplex zusammengeschlossen werden. Die Farbe wurde auch in unseren Versuchsreihen als Determinante des Komplexumfanges benutzt. Die Versuche wurden an 12-silbigen Reihen ausgeführt, deren 4 erste Silben mit blauer Tinte, deren 4 nächste Silben mit roter und deren 4 letzte Silben mit grüner Tinte geschrieben waren. Während nun in den sogenannten G-Reihen (gewöhnliche Reihen) diese Silben stets die gleiche Reihenfolge behielten, wurden die Silben der P-Reihen (permutierte Reihen) i n n e r - h a l b j e d e r G r u p p e permutiert. Die Gruppen selber behielten in allen Reihen denselben Platz: die blaue stand stets am Anfang, die rote in der Mitte, die grüne am Ende der Reihe. Zur Verwendung gelangten verschärft normale Silbenreihen, und besonders wurde noch darauf acht gegeben, dass innerhalb einer Gruppe niemals zwei gleiche Konsonanten vorkamen, also auch bei Permutation der Silben nicht etwa ein Anfangskonsonant einer Silbe mit dem Endkonsonanten einer anderen übereinstimmen konnte. Auch wurden innerhalb einer Gruppe ähnliche Vokale, wie a und aa oder a und ä, eu und ei vermieden. Es wurden dieselben Permutationen benutzt wie in Versuchsabteilung I (Tab. 1), deren Vorteile dort auseinandergesetzt sind. Um die Einsicht in den Wechsel zu erschweren, traten die Permutationen a-d in jeder Gruppe in einer anderen Reihenfolge auf. Die 4 Silbenfolgen, die man bei Verwendung jener Permutationen herstellen kann, wurden wieder wie in Versuchsabteilung I hintereinander auf einen Papierstreifen geschrieben, sodass nach 4 Darbietungen der Reihe wieder die erste Reihenfolge erschien. Der Ablauf einer Reihe dauerte wieder 13,5 sec. An jedem Versuchstage konnten wegen des ausserordentlich erschwerten Lernens nur 2 Reihen, eine P- und eine G-Reihe, geboten werden, die um so häufiger wiederholt werden mussten, weil das Vorzeigen erst nach dem Lernen dieser beiden Reihen

erfolgen durfte, damit die Vp nicht auf eine bestimmte Gruppen-
art vorbereitet war. Ueber die Absätze, in denen das Lesen
vorgenommen wurde, unterrichtet die folgende Aufstellung:

Für Vp I:		Für Vp L:	
Lesen der P-Reihe	20 mal	Lesen der P-Reihe	24 mal
2 Minuten Pause		2 Minuten Pause	
Lesen der G-Reihe	20 mal	Lesen der G-Reihe	24 mal
4 Minuten Pause		3 Minuten Pause	
Lesen der P-Reihe	20 mal	Lesen der P-Reihe	12 mal
2 Minuten Pause		2 Minuten Pause	
Lesen der G-Reihe	20 mal	Lesen der G-Reihe	12 mal
4 Minuten Pause		5 Minuten Pause	
Lesen der P-Reihe	8 mal	Lesen der P-Reihe	12 mal
1 Minute Pause		2 Minuten Pause	
Lesen der G-Reihe	8 mal	Lesen der G-Reihe	12 mal
2 Minuten Pause		3 Minuten Pause	
Vorzeigen.		Lesen der P-Reihe	4 mal
		1 Minute Pause	
		Lesen der G-Reihe	4 mal
		2 Minuten Pause	
		Vorzeigen.	

Am 2., 4. usw. Versuchstage wurde mit der G-Reihe zu
lesen begonnen, während am 3., 5. usw. Versuchstage wieder
wie am 1. mit der P-Reihe begonnen wurde. In den V o r -
versuchen wurden diese Silbenreihen so lange gelernt, bis die
Vp sie h e r s a g e n konnte, damit die Vp sich an eine ˜Art des
Lernens gewöhnte, bei welcher der Vorteil der Assoziierung,
den die G-Gruppen haben, zur Geltung kommen konnte. In
den eigentlichen Versuchen musste vom Hersagen Abstand genommen werden, damit die G- und P-Reihen einer gleichen
Wiederholungszahl unterworfen waren, und auch in dieser Hinsicht bei der nachfolgenden Prüfung gleichgestellt erschienen.
Die Instruktionen lauteten:

Instruktion 1: Lernen Sie die erscheinenden Silben,
indem Sie die gleichfarbigen fest zu einem Ganzen zusammenfassen, was auch in der Betonung zum Ausdruck
kommen soll.

Die Neigung, i n n e r h a l b der Vierergruppe trochäisch
oder jambisch zu lesen, war in den Vorversuchen schon unter-
drückt worden. Es liegt auf der Hand, dass auch diese Instruktion 1 ebenso wie die Farbe die Komplexbildung fördern
musste, indem sie diese selbst zur Aufgabe machte und den
Komplexen auch r h y t h m i s c h e Gestalt verschaffte.

Die an das Lesen anschliessende Prüfung bestand darin,
dass e i n z e l n e Silben vorgezeigt wurden, die aber nicht mit
ihrer Farbe sondern mit grauschwarzem Stift geschrieben waren,
und die Vp nach folgender Instruktion zu verfahren hatte:

Instruktion 2: Lesen Sie die erscheinende Silbe im Stillen, und sprechen Sie so schnell wie möglich diejenigen Silben in den Schalltrichter, die beim Lernen zu derselben Gruppe gehörten wie die vorgezeigte Silbe. Sprechen Sie jede richtige Silbe aus, sobald sie Ihnen aufgetreten ist, und warten Sie mit dem Aussprechen nicht etwa, bis Sie noch weitere Silben hinzugefunden haben. Die vorgezeigte Silbe soll aber nicht mitgesprochen werden.

Wenn Ihnen noch Silben fehlen, Sie aber einsehen, dass Sie nicht darauf kommen können, so sprechen Sie „Nein" in den Schalltrichter.

Durch diese Instruktion und durch die vorgezeigte Silbe wurde also die Reproduktion der zum Komplex gehörenden Silben eingeleitet, und es musste sich erweisen, wie sich die G- und P-Komplexe hinsichtlich der assoziativen Verknüpfuug ihrer Elemente unterschieden. Die Unterschiede konnten bestehen in der Zeit der Reproduktion, in der Zahl der richtigen und falschen Silben und in der Zahl der nicht genannten Silben. Da die Reproduktion durch Vorzeigung in einer neutralen Farbe für den visuellen Lerner erheblich erschwert wurde, so war ferner die Möglichkeit gegeben, dass sich etwaige Unterschiede hinsichtlich der Einordnung in den Komplex deutlicher blosslegten.

Zur Versuchstechnik ist zu bemerken, dass Vorzeige-Apparat, Schallschlüssel und Chronoskop-Chronograph[1]) in einen Stromkreis geschaltet wurden. Beim Erscheinen der vorgezeigten Silbe wurde dieser Stromkreis automatisch geschlossen und der Schreiber des Chronographen angezogen. Jedesmal, wenn die Vp eine Silbe aussprach, wurde der Strom unterbrochen, und der Schreiber des Chronographen gab somit einen Ausschlag. Es war also möglich, die Zeit vom Erscheinen der vorgezeigten Silbe bis zur ersten Reproduktion und ferner auch die Zeit zwischen je zwei reproduzierten Silben oder auch die Zeit bis zum „Nein" der Vp zu messen.

Bei dem Vorzeigen, das sich an die Lernarbeit eines Tages anschloss, kam jede der 8 gelernten Gruppen einmal heran. Es wurde dabei sorgsam berücksichtigt, dass keine der Silben und Gruppen vor einer anderen bevorzugt wurde. War am 1. und 3. Tage die P-Reihe zuerst gelernt worden, so wurde an einem dieser Tage zuerst eine P-Gruppe, dann eine G-Gruppe vorgezeigt, während am anderen Tage zuerst eine G-, dann eine P-Gruppe vorgezeigt wurde. Dieselbe Berücksichtigung der Zeitlage von P- und G-Gruppen fand in den gerad-zahligen Versuchstagen statt. Damit die Vp nach der ersten Vorzeigung nicht im Voraus wissen konnte, ob nun eine P- oder eine G-

---

[1]) Beschrieben in Ach: Eine Serienmethode für Reaktionsversuche. Diese Untersuchungen, Bd. I, 5. Heft, 1912.

Gruppe zur Vorzeigung gelangen würde, musste für einen undurchsichtigen Wechsel gesorgt werden. Es würde zu weit
führen, die äusserst umständliche Anordnung der vorgezeigten
Silben zu erläutern, es sollen nur die wichtigsten Gesichtspunkte
erwähnt werden:

Waren an einem u n g e r a d zahligen Tage Silben der P-
und G-Gruppen etwa in der Reihenfolge vorgezeigt worden:

p g p g g p,

so wechselten an einem anderen ungeradzahligen Tage die G-
und P-Gruppen ihren Platz, also

g p g p p g.

Dasselbe wurde auch für zwei g e r a d zahlige Tage
durchgeführt. Für 4 weitere Versuchstage kam eine andere Aufeinanderfolge nebst ihrer Umstellung zur Vorzeigung, z. B.

p g g p g p und g p p g p g.

Was die Auswahl der G r u p p e n einer Reihe anbetrifft, so
wurde die n-te G-Gruppe genau an der Stelle vorgezeigt, wo an
dem entsprechenden Tage die n-te P-Gruppe vorgezeigt worden
war. Kam also z. B. am 5. Versuchstage die 3., grüne, G-
Gruppe an 4. Stelle zur Vorzeigung, so kam am 6. Versuchstage die 3., grüne, P-Gruppe an 4. Stelle zur Vorzeigung. Es
wurde auch berücksichtigt, dass aus den G-Gruppen jede a b -
s o l u t e S t e l l e gleich oft zur Vorzeigung kam; und eine
entsprechende Massnahme wurde für die P-Gruppen durchgeführt, indem bei der Auswahl der vorzuzeigenden p-Silben einer
bestimmten absoluten Stelle diejenige Silbe zugeordnet wurde,
die bei der ersten Lesung der P-Reihe an dieser Stelle gestanden hatte.

Durch alle diese Massnahmen wurde eine völlige Gleich-
stellung der G- und P-Gruppen hinsichtlich des Lernens und
Vorzeigens erreicht, und der Vp auch die Möglichkeit genommen,
im voraus zu wissen, ob eine Silbe aus einer G-Reihe oder
einer P-Reihe erscheinen würde. Von einer Benutzung der
Selbstbeobachtung des Lernens wurde Abstand genommen, denn
dabei hätten sich zu unregelmässige Wiederholungen des Gelernten ergeben. Nach jeder Reproduktion aber gab die Vp an,
was sich in ihr abgespielt hatte. Die Angaben wurden steno-
graphiert, so dass sich die ganze Prüfung nicht über einen
zu grossen Zeitraum auszudehnen brauchte.

V e r s u c h s r e i h e 8.

Es war darauf Bedacht genommen, visuelle und farben-
tüchtige Vpn für diese Versuche zu gewinnen. In den Vorversuchen werden zunächst normale 12silbige Reihen mit 3
verschiedenfarbigen Gruppen (also G-Reihen) gelernt und dann
zu solchen Reihen übergegangen, bei denen eine, dann zwei
Gruppen aus permutierten Elementen bestanden. Die ersten

P-Gruppen verursachen der Vp I starke Erregung und Unlust-
gefühl; denn diese Gruppen widerstreben der ausgeprägt topi-
schen Lernart der Vp. Während sie nämlich beim Lernen der
G-Reihen sowohl die Gruppen als auch die Silben innerhalb
der Gruppen lokalisiert, in der Weise, dass die zuerst erscheinenden Silben, der Rotation des Streifens von oben nach unten
entsprechend, u n t e n stehen und sich die Reihe nach oben
aufbaut, muss die Vp von den p-Silben feststellen, dass sie
„hin- und herspringen". Es werden jetzt verschiedenartige An-
sätze gemacht, die p-Silben zu überwältigen. Der Versuch,
eine bestimmte Reihenfolge zu bevorzugen, bringt keinen Erfolg.
Das gelingt nur zuweilen bei der grünen, also 3. Gruppe. Es
scheint eine gewisse Verschiebung des Typus zum akustischen
hin eintreten zu wollen. Wenigstens erklärt die Vp, dass sie
die p-Silben beim Hersagen zunächst höre. Sichere Anzeichen
haben sich aber für eine solche Verschiebung nicht ergeben.
Die ganzen P - G r u p p e n werden lokalisiert wie die G-Gruppen.
Weiteres über das Lernen der P-Gruppen wird sich bei Besprechung der Reproduktionen ergeben. Während der H a u p t -
versuche wurden über das Lernen keine Selbstbeobachtungen
zu Protokoll genommen aus dem oben angegebenen Grunde.
Was die Betonung anbetrifft, die VI beim Lesen beobachtete,
so war für die G- und P-Reihen kein Unterschied zu konstatieren. Jede Gruppe wurde als ein rhythmisches Ganzes gelesen,
die dritte Silbe erhielt eine gewisse Hervorhebung im Ton, und
bei der vierten Silbe senkte sich die Stimme.

Da die Vp nach 6 Tagen eine so grosse Uebung erlangt
hatte, dass sowohl G- als P-Komplexe vollständig reproduziert
wurden, musste die Wiederholungszahl herabgesetzt werden,
und zwar wurde sie für die erste Lesung der P- und G-Reihe
auf 16 Wiederholungen, für die zweite Lesung auf 12 Wiederholungen erniedrigt.

Wenn die Vp eine vorgezeigte S i l b e sah, so fand auch
sofort die E i n o r d n u n g i n i h r e n K o m p l e x statt. Fast
immer war mit einer Silbe — gleichgültig ob p- oder g-Silbe —
mitgegeben, welcher Gruppe und Reihe sie angehörte, und
zwar war die Gruppe, wenn es sich um die erste oder dritte
handelte, nicht durch die Farbe, sondern durch den P l a t z
innerhalb der Reihe bestimmt. Die Vp wusste also, ob es sich
um die e r s t e oder d r i t t e Gruppe handelte. Gehörte die
vorgezeigte Silbe der zweiten (roten) Gruppe an, so war die
Gruppenzugehörigkeit nur in der Hälfte der Fälle durch die
Platznummer der Gruppe, ebenso oft auch durch die rote
F a r b e bestimmt.

Das Rot zeichnete sich auch noch in der Weise aus, dass
es zuweilen benutzt wurde, um die erste Silbe der dritten
(grünen) Gruppe zu finden. Die Vp sah dann unter der ersten

Stelle der dritten Gruppe etwas Rotes mit dem Bewusstsein, dass dort die zweite Gruppe stand. Die bisherigen Mitteilungen gelten für die g-Silben ebenso wie für die p-Silben. Erst wenn die vorgezeigte Silbe in einem Komplex eingeordnet war, setzte die Reproduktion der anderen Silben ein. Handelte es sich nun bei der vorgezeigten Silbe um eine g-Silbe, und war es die erste eines Komplexes, so wurden die übrigen der Reihe nach reproduziert, ohne dass besondere Zwischenerlebnisse zu verzeichnen gewesen wären. Hatte die vorgezeigte g-Silbe eine andere Stelle eingenommen, so wurde mitunter die darauf folgende Silbe reproduziert; gewöhnlich wurde aber mit dem Blick im Reihenschema nach unten gegangen, wo die erste Silbe des Komplexes stehen musste, und wenn diese gefunden war, wurden nun die übrigen der festen Ordnung nach reproduziert (initiale Reproduktionstendenz), wobei natürlich die vorgezeigte, der Instruktion nach, beim Sprechen ausgelassen wurde. Dieses Suchen nach einer Silbe mit Hilfe des Platzes, also mit Hilfe der räumlichen Komplexgestalt, oder auch des Wissens davon fand überhaupt immer dann statt, wenn sich die darauf folgende Silbe nicht sofort akustisch einstellte, „wenn es mir nicht sofort im Ohr klang".

Wie wir schon aus den kurzen Bemerkungen über das Lernen vermuten können, mussten die eben beschriebenen Hilfsmittel der Lokalisation im Reihenbilde bei den p-Silben versagen. Hier werden nun andere Hilfen benutzt. In einigen Fällen werden gegen die Instruktion sinnvolle Verknüpfungen hergestellt, wodurch dann nicht nur der Bestand der Silben festgehalten wird, sondern auch eine bestimmte Reihenfolge entsteht. Dieses Hilfsmittel ist allerdings nur zweimal zu verzeichnen. Dagegen wird oft das Wissen benutzt, dass in der betreffenden P-Gruppe 2 Umlaute, 2 einfache Vokale oder 2 Diphthonge vorkamen, oder auch, dass die betreffende P-Gruppe eine gewisse Anzahl kurzer und langer Silben enthielt. Zuweilen fällt eine Silbe deshalb schnell ein, weil sie sich beim Lernen nicht einprägen wollte und darum besonders beachtet worden war. In den meisten Fällen treten auch die p-Silben — nachdem die Komplexbestimmung erfolgt ist —, o h n e Zwischenerlebnis ins Bewusstsein.

T a b. '16 enthält die q u a n t i t a t i v e n Ergebnisse dieser Versuchsreihe, und zwar die Zeilen 1 und 2 von den G-Reihen, die Zeilen 3 und 4 von den P-Reihen. Zu einer vorgezeigten Silbe konnten höchstens 3 richtige Silben ergänzt werden. Wurde eine nicht zur selben Gruppe gehörige Silbe genannt, so liegt ein f-Fall vor. In Spalte 1 ist eingetragen, wieviel richtige Silben, in Spalte 2 wieviel falsche Silben d u r c h s c h n i t t l i c h aus einer Gruppe reproduziert wurden. ') Aus den Spalten 3-5 ist zu ersehen, wie gross die r e l a t i v e Zahl der Fälle ist, in

---

') Da die Gruppe 4 Silben enthält, ist r = 3 das Maximum.

denen es zur Reproduktion einer richtigen Silbe (Spalte 3), einer weiteren (zweiten) richtigen Silbe (Spalte 4) und einer dritten richtigen Silbe (Spalte 5) kam. Darunter steht die Zeit, die vom Erscheinen der vorgezeigten Silben bis zur ersten Reproduktion verstrich (Spalte 3), oder die Zeit zwischen der ersten und zweiten reproduzierten Silbe [1] (Spalte 4) oder die Zeit zwischen der zweiten und dritten genannten Silbe [1] (Spalte 5).

		1	2	3	4	5	6	7	8
		r	f	1. Silbe	2. Silbe	3. Silbe	nein	1. u. 2. Silbe	1., 2. u. 3. Silbe
G-Reihen	1	2,7	0,1	0,94	0,94	0,78	0,17	0,94	0,78
	2			4660	3830	3680	21610	8490	10990
P-Reihen	3	2,3	0,2	0,89	0,83	0,61	0,33	0,83	0,58
	4			4420	3700	2600	16470	8190	9460

Tab. 16.

Spalte 6 besagt, wie oft die Vp das Suchen nach weiteren Silben durch ein „Nein" aufgab und wieviel Sigmen von der zuletzt genannten Silbe bis zum Nein verstrichen waren. In Spalte 7 ist berechnet, welche Zeit vom Erscheinen der vorgezeigten Silbe bis zum Aussprechen der z w e i t e n Silbe verstrich. Spalte 8 gibt dasselbe für die d r i t t e Silbe an, enthält also die Zeit, welche zur v o l l s t ä n d i g e n Ergänzung eines Komplexes nötig war, und die relative Anzahl des Vorkommens solcher Fälle.

Wie nicht anders zu erwarten, ist die Zahl der vollständig ergänzten Komplexe (Spalte 8), ebenso die durchschnittliche Anzahl der richtig ergänzten Silben eines Komplexes (Spalte 1) in den G-Reihen grösser als in den P-Reihen. Entsprechend überwiegt die Zahl der f- und der Nein-Fälle (Spalte 2 und 6) in den P-Reihen. Erstaunlich ist es aber, dass die Zeiten für die Reproduktionen richtiger Silben und auch die Gesamtzeit für die vollständige Ergänzung eines Komplexes in den P-Reihen durchweg kürzer ist. Dass die Zeit zwischen der 2. und 3. Silbe in G länger ist, wird dadurch erklärt werden können, dass die Vp im Falle einer G-Gruppe es für aussichtsreicher hielt, sich zu besinnen, und ebenso erklärt sich die längere Zeit der Nein-Fälle in den G-Reihen. Dass die Zeit bis zur 1. genannten Silbe für die G-Reihen länger ist, kann vielleicht auf der Wirkung der initialen Reproduktionstendenz beruhen, nämlich von der vorgezeigten auf die 1. Silbe des Komplexes zurückzugehen, während im Falle einer P-Gruppe die erste beste Silbe genannt werden konnte. Aber diesem Vorteil der P-Gruppe steht entgegen, dass beim Vorzeigen der e r s t e n Silbe eines G-Komplexes sich die folgende fest assoziierte sofort ohne Umweg einstellen konnte.

Zusammenfassend wird man sagen müssen, dass die richtige und vollständige Ergänzung des G-Komplexes mit

---

[1] wobei die Zeit des Aussprechens der vorher reproduzierten Silbe mit eingerechnet ist.

Hilfe einer festen Anordnung seiner Bestandstücke zwar sicherer, aber etwas langsamer vor sich ging als die ungeregeltere Reproduktion der p-Silben.

Versuchsreihe 9.

Das Gedächtnis der Vp L ist nach der sensoriellen Seite hin stark visuell, aber auch akustisch entwickelt. Erreichte die Vp schon beim Lernen normaler G-Reihen eine Wiederholungszahl von ca. 40, so gelang es ihr in den Vorversuchen bei den P-Reihen überhaupt nicht, die ganze Reihe vollständig einwandfrei herzusagen. Es war daher nötig, für Vp L die Wiederholungszahl zu erhöhen und im Lesen noch einen weiteren Absatz einzufügen, wie oben aus der Versuchsanordnung ersichtlich.

Die Silben innerhalb eines Komplexes wurden mit starker Modulation der Stimme gelesen. Die erste Silbe wurde besonders stark betont, während sich die Stimme bei der letzten Silbe eines Komplexes senkte und abschwächte. Auch bei scharfer Beobachtung war kein Unterschied in der Betonung der P- und G-Komplexe zu erkennen. Weitere Eigentümlichkeiten des Lernens kommen durch die Angaben der Vp über den Reproduktionsvorgang zum Vorschein.

Die Auffassung der Silbe war wieder unmittelbar mit einer E i n o r d n u n g verbunden. Die Vp „wusste sofort", welcher Gruppe und Reihe die Silbe angehörte, und zwar war die Gruppe stets durch die F a r b e bestimmt. Es sind nur zwei Ausnahmen zu verzeichnen, in denen es sich um die Silbe einer blauen Gruppe handelte, welche als e r s t e Gruppe bestimmt war. Zweimal ist es vorgekommen, dass die Vp, um einen Zweifel an der richtigen Einordnung zu beseitigen, sich die Silben der vermuteten Gruppe hersagte, die vorgezeigte Silbe nicht darunter fand und und dann erst auf die richtige Gruppe kam. Hatte die vorgezeigte g-Silbe eine der Stellen 2-4 eingenommen, so trat nach der Einordnung sofort die e r s t e Silbe auf. Im andern Falle wurde sie g e s u c h t. Die übrigen stellten sich dann der Reihe nach ohne weiteres ein und wurden zuweilen als farbig geschriebene Silben abgelesen.

Handelte es sich um eine Ergänzung von P-Gruppen, so fand genau wie bei den g-Silben zunächst die Einordnung statt, bevor die Reproduktion begann. Am Anfang der Versuche stellte es sich einige Male heraus, dass die Silben der P-Gruppe sinnvoll verknüpft worden waren. Mitunter besann sich die Vp, dass zu der Gruppe eine Silbe gehörte, die sich beim Lernen schwer einprägte, und kam dadurch auf die betreffende Silbe. Oft wurde, wie bei den g-Silben, von einer visuellen Vergegenwärtigung des Silbenstreifens Gebrauch gemacht, auf welchem das Schriftbild der gesuchten Silben farbig auftauchte. Auch von dem Wissen, dass zwei oder drei kurze bezw. lange Silben in der

Gruppe vorkamen oder 2 Konsonanten irgendwie ausgezeichnet waren, wurde Gebrauch gemacht. In den meisten Fällen aber tauchen die p-Silben einfach als die dazu gehörigen Silben auf. Die Zahlen der Tabelle 17 zeigen bei Vp L eine sehr viel schlechtere Stellung der P-Reihen als bei Vp J. Dies hat seinen Grund in der unvollständigeren Ergänzung des Komplexes. Dabei ist die durchschnittliche Anzahl der falschen Silben einer Gruppe in den P-Reihen gegenüber Vp J nicht gesteigert. Während in dieser Versuchsreihe die Zeit für die 2. und 3. richtige Silbe in den P-Reihen höher ist, besteht nach Spalte 3 für die erste auftauchende p-Silbe ein grosser Vorteil an Reproduktionsgeschwindigkeit, und das liegt wieder offenbar daran, dass hier die erste beste Silbe genommen, im Falle einer Vorzeigung aus der G-Gruppe aber nach der Silbe der ersten absoluten Stelle gesucht wurde. Die anderen beiden g-Silben schlossen sich dann aber rascher als bei den p-Silben an. Zu einem Nein kam es in den G-Reihen nur dreimal, und zwar nach sehr langer Ueberlegung. In den P-Reihen, in denen das Nein sehr oft vorkam und das Abwarten aussichtsloser war, wurde die Entscheidung entsprechend schneller getroffen. Aber auch hier zeigte die Vp, indem sie sich durchschnittlich 11 sec. besann, eine grosse Gewissenhaftigkeit.

			1	2	3	4	5	6	7	8
			r	f	1. Silbe	2. Silbe	3. Silbe	nein	1. u. 2, Silbe	1., 2. u. 3. Silbe
G-Reihen	1		2,6	0,2	0,89	0,86	0,86	0,11	0,83	0,83
	2				6940	2080	2250	18060	8860	11110
P-Reihen	3		1,4	0,2	0,64	0,53	0,28	0,69	0,53	0,28
	4				5970	3020	2930	11150	8690	8760

Tab. 17.

Die Zeit bis zur vollständigen Ergänzung eines Komplexes (Spalte 8) ist in den P-Reihen kürzer, und es sind eben nur solche Komplexe vollständig ergänzt worden, die schon eine besonders feste Geschlossenheit aufwiesen. Das beweist auch der geringe Zuwachs des Zeitwertes in Spalte 8 Zeile 4 gegenüber Spalte 7; durch die Reproduktion einer dritten richtigen Silbe ist Gesamtzeit wenig verlängert worden.

Bei dieser Versuchsreihe hat die Permutation der Bestandstücke ausserordentlich erschwerend auf die Ergänzung des Komplexes gewirkt. Es leidet stark die Vollständigkeit der Ergänzung. Eine Verwischung der Komplexe, welche zu einer Verwechselung der Bestandstücke — also zu vielen f-Fällen — hätte führen müssen, ist trotzdem nicht eingetreten. Ausserdem kommen auch hier vollständig ergänzte P-Komplexe vor, deren Reproduktion schneller verläuft als die der G-Komplexe im allgemeinen.

Es ist noch hervorzuheben, dass auch die beiden grossen Komplexverbände, die G- und die P-Reihe, die zusammen an einem Tage eng beieinander gelernt wurden, sehr gut auseinander gehalten worden sind, die Reihenzugehörigkeit der Silben also sehr bestimmt war. Nach dem Vorzeigen einer g-Silbe kam im ganzen 5 mal, nach dem Vorzeigen einer p-Silbe 6 mal bei der Reproduktion der Uebergang in eine andere Reihe vor.

Folgerungen.

Was den Hauptzweck der Versuchsabteilung III anbetrifft, so haben die Versuche ergeben, dass die Permutation von Silben eines seinem Umfange nach vorbestimmten Komplexes einen n a c h t e i l i g e n Einfluss auf den assoziativen Zusammenschluss der Elemente des Komplexes ausübt, die Ursache ist in den assoziativen und reproduktiven Hemmungen zu suchen, die nach theoretischen Erwägungen stattfinden müssen. [1] Wenn man die geringen Fehler und die strenge rhythmische Abgrenzung auch der p - Komplexe in Betracht zieht, wird man nicht zweifeln, dass die K o m p l e x b i l d u n g t r o t z d e m m i t v ö l l i g e r E i n d e u t i g k e i t e r f o l g t e, sie hing eben nicht nur von der Assoziation ab.

Natürlich würden auch jene Hemmungen unter gewissen Umständen nicht zur Wirksamkeit kommen können, wenn man mit den p- und g-Silben Versuche anstellt, die den F r i n g s '-schen [2] analog sind. Dazu müsste man zwei Arten von Komplexen bilden, die etwa folgenden Bau zeigen könnten:

$$K_1 \quad \underbrace{p_1 \; p_2 \; p_3}_{C_1} \quad \underbrace{g_1 \; g_2}_{C_2}$$

$$K_2 \quad \underbrace{g_1 \; g_2 \; g_3}_{C_1} \quad \underbrace{g_3 \; g_4}_{C_2}$$

Die 5 Silben jedes Komplexes könnten etwa durch eine Farbe zu einer Einheit fest zusammengeschlossen werden, die Teilung eines fünfsilbigen Komplexes in 2 Hauptbestandstücke C_1 und C_2 könnte durch einen grösseren räumlichen Abstand und auch durch Rhythmus erfolgen. Der Unterschied der beiden Komplexe K_1 und K_2 würde darin bestehen, dass der Teilkomplex C_1 des ersteren aus p e r m u t i e r t e n Silben, der Teilkomplex C_1 des anderen grossen Komplexes aus f e s t b l e i b e n d e n Silben bestünde. Würde man nach dem Lernen ganzer Reihen C_1 oder C_2 vorzeigen, so wäre nach F r i n g s

---

[1] Ausserdem dürfte eine Störung des Komplexes dadurch eingetreten sein, dass die einzelnen p-Elemente als solche die Aufmerksamkeit in höherem Grade auf sich zogen, was an den umfangreichen Komplexen in Versuchsreihe 12 u. 13 deutlich wird.

[2] Arch. f. d. ges. Psychol. Bd. 30, 1914.

zu erwarten, dass die Reproduktion des dazu gehörigen Teil-
komplexes in K_1 ebenso schnell verläuft und ebenso viel Treffer
aufweist als in K_2.

Das wäre ein Gegenstand für besondere Versuche. Aber
auch die folgende Versuchsabteilung IV wird — auf eine andere
Weise — zeigen können, dass es nur die g a n z e n Komplexe,
nicht ihre einzelnen Elemente sind, welche bei Komplexasso-
ziationen und Komplexreproduktionen als Einheiten auftreten.
Ferner bestätigt sich in unseren Ergebnissen der von G.
E. M ü l l e r aufgestellte Satz von der r e p r o d u k t i v e n
W i r k s a m k e i t d e r g e w u s s t e n T e i l i n h a l t e.[1] So
wenn die Vp vor dem Einsetzen der Silbenreproduktion feststellt, dass die vorgezeigte Silbe etwa zum roten Komplex gehört habe, oder auch, wenn sie sich erinnert, dass zwei Silben
des Komplexes ein kurzes Wortbild hatten. Eine weitere Möglichkeit liegt dann vor, wenn die Vp sich nur von e i n e r
Silbe etwas gemerkt hatte z. B. dass sich diese Silbe besonders
schwer einprägte. In diesem Falle wirkte kein anderes der
Elemente des Komplexes mit, sondern der das Behalten bezw.
Reproduzieren erleichternde Teilinhalt wurde dadurch erhalten,
dass die betreffende Silbe in einen speziellen Komplex eingeordnet
wurde, nämlich in einen Komplex schwer zu lernender Silben.

Viertes Kapitel.

Die Wirkung der Permutation ganzer Silbenkomplexe auf diese Komplexe selbst und auf den assoziativen Zusammenhang der Reihe.

V e r s u c h s a b t e i l u n g IV.

Als Versuchsabteilung IV sind noch 4 weitere Versuchsreihen zu besprechen, welche zeitlich den ersten 9 Versuchsreihen vorangingen.

Wenn man Silbenreihen trochäisch lernen lässt, in welchen
die ganzen Silben p a a r e permutiert werden, so fragt es sich,
welchen Einfluss die Permutation auf den assoziativen Zusammenschluss der Silbenreihen, und welchen Einfluss sie auf die
permutierten Paare selbst hat. Nach Versuchsabteilung III können
wir die erstere Wirkung voraussagen: der assoziative Zusammenschluss der Elemente des Komplexes, den die ganze Reihe

---

[1] G. E. M ü l l e r: Zur Analyse usw. I S. 343 ff.

vorstellt, muss gelockert werden, denn seine Elemente — das sind hier die Silbenpaare — werden permutiert. Was die Wirkung auf die Silbenpaare selbst anbetrifft, so dürfte eine Festigung der Assoziationen zwischen den Silben eines Paares vorauszusehen sein nach denselben theoretischen Erwägungen, welche A c h in W. .u. T. Seite 161 zur Benutzung permutierter Silbenreihen veranlassten : Die Nebenassoziationen zwischen den Silben, die verschiedenen Komplexen angehören, müssen durch die Permutation aufgehoben und dadurch die Assoziation zwischen den Silben eines Paares verstärkt werden [1]). In Versuchsabteilung 4 sollte nun diese Frage experimentell entschieden werden. Gleichzeitig sollte Aufschluss darüber erzielt werden, welchen Weg die Reproduktion bei gewöhnlichen und bei permutierten Silben nimmt, wenn eine gelernte Silbe vorgezeigt wird, ohne dass die Reproduktion von Silben durch die Aufgabe einer spezielleren Bedingung oder einer Begrenzung in der Anzahl der reproduzierten Silben unterworfen wird (was beim Trefferverfahren der Fall ist).

V e r s u c h s r e i h e 10 u n d 11.

Versuchsreihe 10. Vp H.	Versuchsreihe 11. Vp K.
Selbstbeobachtung.	Reproduktion.
Vergleichsserie 1. (G- und P-Reihen an v e r - s c h i e d e n e n Tagen.)	Vergleichsserie 1. (G- und P-Reihen an v e r - s c h i e d e n e n Tagen.)
Vergleichsserie 2. (G- und P-Reihen an d e n - s e l b e n Tagen.)	Vergleichsserie 2. (G- und P-Reihen an d e n - s e l b e n Tagen.)

Uebersicht.
Tab. 18.

Die Versuche wurden zunächst in 2 Versuchsreihen (10 und 11) ausgeführt, deren Anordnungen vollständig übereinstimmen bis auf die Anzahl der Wiederholungen beim Lernen und die Instruktion für das Vorzeigen.

V e r s u c h s a n o r d n u n g :

Als Versuchsobjekte dienten einerseits verschärft normale Reihen von 8 Silben (G-Reihen), andererseits auf gleiche Weise gebaute Reihen, deren trochäische Silbenpaare bei jeder Wieder-

---

[1]) Veigl. M e y e r : Ueber die Gesetze der simultanen Assoziation und das Wiedererkennen. Leipzig 1910. Diese „Untersuchungen." 1. Bd. 3. Heft, S. 4 ff.

holung in umgestellter Reihenfolge erschienen (P-Reihen). Dazu wurden die 4 Permutationen der Tabelle 1 benutzt.

In jeder Versuchsreihe wurden 2 Vergleichsserien gebildet (Tab. 18), die sich über je 4 Tage erstreckten. In der ersten Serie wurden an einem Tage nur G-Reihen, an einem anderen Tage nur P-Reihen gelernt, während in der zweiten Vergleichsserie G- und P-Reihen an einem Tage nebeneinander gelernt wurden. Diese Scheidung war erforderlich, weil die Vergleichsobjekte — was immer erwünscht ist — möglichst dicht nebeneinander stehen sollten, andererseits aber die Vorversuche befürchten liessen, dass die Einstellung, die, wie wir sehen werden, durch das Lernen der P-Reihen in der Vp bewirkt wird, sich auf die G-Reihen übertragen und so die Unterschiede verwischen könnte. Diese Uebertragung fand tatsächlich statt, steigerte sich schnell, und die Versuche konnten daher einschliesslich der später behandelten Ergänzungsversuche nicht über 12 Tage ausgedehnt werden Die Ergebnisse wurden in den Versuchsreihen 12 und 13 bestätigt.

Die Arbeit eines Versuchstages war in folgender Weise eingeteilt:

1. Lernen der 1. Reihe   12 Wiederholungen [1])
2.   „   „ 2. „   12   „
3.   „   „ 1. „   8   „
4.   „   „ 2. „   8   „
   2 Minuten Pause.
5. Vorzeigen.
   Grössere Pause.
6. Lernen der 3. Reihe   12 Wiederholungen
7.   „   „ 4. „   12   „
8.   „   „ 3. „   8´   „
9.   „   „ 4. „   8   „
   2 Minuten Pause.
10. Vorzeigen.

Die Tabelle 19 unterrichtet darüber, was für Reihen an den verschiedenen Tagen gelernt wurden, und über den Wechsel der Zeitlage der G und P in Vergleichsserie 2.

Die Instruktion zum Lernen lautete:

> Instruktion: Lesen Sie die erscheinenden Silben trochäisch und prägen Sie sich dabei die Silben fest ein.

Ursprünglich war beabsichtigt, nur die Instruktion „Lesen" zu geben. Aber die P-Reihen machten den Vpn grössere Schwierigkeiten als vermutet, und da ausserdem das Vorzeigen nicht unmittelbar nach dem Lesen einer Reihe stattfinden sollte, so wurde in den Vorübungen entweder nichts behalten oder die Vp lernte trotz der Instruktion.

---

[1]) Der Ablauf einer Wiederholung dauerte 9,5 sec., die Pause zwischen 2 Wiederholungen 1,9 sec.

Vergleichsserie 1.	Vergleichsserie 1.
	a-Zeitlage
1. Tag: G_1 G_2 $\quad$ G_3 G_4	1. Tag: G_1 G_2 $\quad$ G_4 G_3
	b-Zeitlage.
5. Tag: G_1 G_2 $\quad$ G_3 G_4	5. Tag: G_2 G_1 $\quad$ G_3 G_4
	a-Zeitlage.
2. Tag: P_1 P_2 $\quad$ P_3 P_4	2. Tag: P_1 P_2 $\quad$ P_4 P_3
	b-Zeitlage.
6. Tag: P_1 P_2 $\quad$ P_3 P_4	6. Tag: P_2 P_1 $\quad$ P_3 P_4
Vergleichserie 2.	Vergleichsserie 2.
1. Zeitlage	1a-Zeitlage.
3. Tag: G_1 P_1 $\quad$ P_2 P_2	3. Tag: P_1 G_1 $\quad$ P_2 G_2
	1b-Zeitlage.
7. Tag: G_1 P_1 $\quad$ P_2 G_2	7. Tag: G_1 P_1 $\quad$ G_2 P_2
2. Zeitlage.	2a-Zeitlage.
4. Tag: P_1 G_1 $\quad$ G_2 P_2	4. Tag: P_1 G_1 $\quad$ P_2 G_2
	2b-Zeitlage.
8. Tag: P_1 G_1 $\quad$ G_2 P_2	8. Tag: G_1 P_1 $\quad$ G_2 P_2
Schema des Lernens.	Schema des Vorzeigens.
Tab. 19.	Tab. 20.

Beim Vorzeigen dagegen dürfte es nicht zwecklos sein, die Instruktion allgemeiner zu stellen, als es beim Trefferverfahren geschieht. Denn wenn auch nicht verhütet werden kann, dass die Vp sich von selbst darauf einstellt, bestimmte Silben (etwa die zum Trochäus gehörige) zu nennen, so wird sie doch bei einer allgemeineren Instruktion auch andere Silben nennen, wenn sie vor oder nach der determinierten auftreten. Nach diesen Erwägungen wurden 2 verschiedene Instruktionen erprobt. In Versuchsreihe 10 wurde wesentlich die Selbstbeobachtung herangezogen:

Instruktion: Es wird Ihnen etwas vorgezeigt werden, und Sie sollen hernach auf mein Zeichen angeben, woran Sie bei und nach der Auffassung gedacht haben. Sie müssen sich ganz dem Erleben überlassen und es streng vermeiden, irend ein Ziel zu verfolgen.

Die Hauptperiode dauerte 5 sec. Es war von vornherein klar, dass auch diese Instruktion im günstigsten Falle den Einfluss der besprochenen Willkürlichkeiten vermindern, nicht aber jede determinierende Einstellung überhaupt verhüten kann. In welcher Weise sich Determinationen geltend machten, wird am Schlusse ausgeführt werden.

Die zweite Instruktion, für Abteilung B, war unter Verzicht auf jede Selbstbeobachtung ganz auf Reproduktion gerichtet:

Instruktion: Es wird Ihnen etwas vorgezeigt werden; lesen Sie es mit leiser Stimme, und sprechen Sie alle

Silben aus, die Ihnen darnach einfallen. Sie müssen sich ganz dem Erleben überlassen und es streng vermeiden, irgend ein Ziel zu verfolgen. Eine ausdrückliche Aufforderung, S i l b e n zu nennen, wurde hier erforderlich; da die Vp B in den Vorversuchen, wo sie die Anweisung erhalten hatte, a l l e s auszusprechen, was ihr einfiele, nur mit s i n n v o l l e n A n k l ä n g e n reagierte. Dieser Umstand zeigt deutlich, dass solche Versuche nur mög-lich sind, wenn die D e t e r m i n a t i o n wirksam ist, gelernte S i l b e n zu reproduzieren; und wenn diese Forderung oft nicht besonders erhoben zu werden braucht, so haben sich eben die Vpn von selbst darauf eingestellt, sei es, dass eine besondere willkürliche oder eine l a t e n t e Einstellung wirksam wurde

Dem V o r z e i g e n lag das Schema der T a b e l l e 20 zu Grunde: Allgemein ist zu sagen, dass jede der beiden Ver-gleichsserien in sich geschlossen und so angeordnet war, dass jedem G ein P entsprach nnd umgekehrt.

Durch eine Prüfung der Tabellen 19 und 20 wird man sich leicht überzeugen, dass die G- und P-Reihen auch hin-sichtlich des Vorzeigens völlig gleichgestellt waren. Um es für Vergleichsserie 2 noch hervorzuheben, sei darauf aufmerksam gemacht, dass es nach Tab. 19 zwei verschiedene Zeitlagen des Lesens gab, je nachdem, ob eine G- oder P-Reihe zuerst gelesen wurde, da wir nun 2 Vergleichsobjekte haben, so waren in Tab. 20 vier verschiedene Zeitlagen des Vorzeigens nötig. Es wurde dadurch erreicht, dass G- und P-Reihen gleich oft mittelbar und unmittelbar nach dem Lernen zur Vorzeigung gelangten. In jeder Vergleichsserie wurde je 8 mal eine G- und eine P-Reihe vorgezeigt, indem eine einzige Silbe aus ihnen dargeboten wurde. Auf diese Weise erhielt man an jedem Tage 4, im ganzen 32 Vorzeigungen, welche allein für die zahlen-mässige Auswertung benutzt wurden und bei Mitteilung der Ergebnisse als Hauptfälle bezeichnet werden. Es wurde zwar aus jeder Reihe nachträglich noch eine zweite Silbe vorgezeigt. Da aber für die nun einsetzende Reproduktion bereits eine In-bereitschaftssetzung von Reihenteilen in Frage käme, so dürfen ihre Ergebnisse nicht als vollwertig angesehen werden. Sie werden aber in den Tabellen 21 und 22 mit aufgeführt. Es wurde auch darauf geachtet, dass jede absolute Stelle in G und P gleich oft zur Vorzeigung gelangte.

Die Silben wurden im Spalt des Serienapparates vorgezeigt und durch manuelle Entfernung eines Schirms sichtbar gemacht, da in diesen beiden Versuchsreihen noch keine Zeitmessung erfolgte.

E r g e b n i s s e : Vp H. verhielt sich im allgemeinen folgendermassen: Nach ihren Angaben erlebte sie beim Auf-fassen einer Silbe Bekanntheitsqualität, die oft mit einem Wissen verbunden war, dass die vorgezeigte Silbe die betonte oder

unbetonte eines Paares sei. In den meisten Fällen trat sofort
oder nach jenem Wissen die den Trochäus vervollständigende
Silbe in das Bewusstsein (r-Fälle). Darauf fand eine Bestätigung statt, dass sie das Paar mit bestimmter Betonung, z.
B. da'ak müz, gelesen habe. Weiter trat nichts von Silben auf,
obwohl die Vp darauf aufmerksam gemacht wurde, dass sie
bis zum Zeichen des Versuchsleiters ruhig abwarten sollte. Nur
zweimal, als die Vp infolge dieses Zusatzes zur Instruktion bewusst gesucht hatte, wurden weiter Silben reproduziert. Häufig
wurde der hergestellte Trochäus mehrmals innerlich wiederholt.
Die wenigen Reproduktionen, die nicht zu den r-Fällen gehörten,
lieferten irgend eine andere Silbe, die derselben Reihe oder der
Nachbarreihe angehörte, oder nicht als eine der gelernten zu
erkennen war. Die T a b e l l e 21 gibt die Anzahl der r-Fälle
in den G- und P-Reihen getrennt an:

Versuchsreihe 10. Vp H.	Vergl. Serie 1		Vergl. Serie 2			Summe	
	1	2	3	4		5	6
	G	P	G	P	Zahl der Vorzeig.	G	P
absolute Zahl der r-Fälle	5	8	8	7	je 8	13	15
relative Zahl der r-Fälle	63,5 %	100 %	100 %	87,5 %	je 8	81,3 %	93,8 %
Neben-r-Fälle	66,7 %	75 %	75 %	88,8 %	je 8	70,9 %	81,9 %
Summe d. Haupt- u. Nebenfälle	64,6 %	87,5 %	87,5 %	88,2 %		76,1 %	87,9 %

Tabelle 21.

Vorbehaltlich der Bestätigung durch weitere Versuche besagen die Zahlen der Spalten 5 und 6, welche die zusammen-
gezogenen Ergebnisse beider Vergleichsserien enthalten: Das
Auftreten der zum Trochäus gehörigen Silbe war häufiger in
den P-Reihen als in den G-Reihen. Das bedeutet: Das Permutieren von Silbenpaaren einer Reihe bewirkt, dass die Elemente dieser Paare fester assoziiert werden als beim trochäischen
Lesen gewöhnlicher Reihen. Ein Vergleich der Spalten 3 und
4 mit den Spalten 1 und 2 bestätigt, dass es richtig war, die
G-′ und P-Reihen auch getrennt an verschiedenen Tagen lesen
zu lassen; denn in der 2. Vergleichsserie (Spalte 3 und 4) —
in welcher G- und P-Reihen an ein und demselben Tage gelernt werden — ist der Unterschied zwischen G und P nicht
nur aufgehoben, sondern es besteht, wenn man nur die Hauptfälle zulassen will, sogar ein Vorteil für G. Die Einstellung,
welche das Permutieren hervorrief, übertrug sich auch auf das
Lernen der G-Reihen; die Vp wurde erzogen, auch die G-
Reihen strenger in Komplexen zu lernen als gewöhnlich.

Dazu prüfe man jetzt die T a b e l l e 22 der Versuchsreihe
11. Sie enthält trotz der geringeren Anzahl der r-Fälle dieselben Verhältnisse wie Tabelle 21. In Vergleichsserie 1 überwiegen die P (Spalte 1 und 2); in Serie 2 ist (Spalte 3 und 4)
kein Unterschied; bei Zusammenziehung der Zahlen in Spalte
5 und 6 bleibt ein Uebergewicht der P. Will man die Nebenfälle gelten lassen, so bestätigen sie das Resultat.

Versuchsreihe 11. Vp K.	Vergl. Serie 1		Vergl. Serie 2			Summe	
	1	2	3	4		5	6
	G	P	G	P	Zahl d. Vorzeig.	G	P
absolute Zahl d. r-Fälle	2	3	2	2	je 8	4	5
relative Zahl der r-Fälle	25 %	37,5 %	25 %	25 %	je 8	25 %	31,3 %
Neben-r-Fälle	20 %	44,4 %	33,3 %	33,3 %	je 8	26,7 %	38,9 %
Summe der Haupt- und Nebenfälle	22,5 %	41 %	29,2 %	29,2 %		25,9 %	35,1 %

Tabelle 22.

Vp K verhielt sich infolge ihrer Instruktion und der An-
lage ihres Gedächtnisses wesentlich anders als Vp H. Sie
reagierte gewöhnlich mit 2—3 einzeln gesprochenen Silben.
Wenn die zum Trochäus gehörige Silbe überhaupt reproduziert wurde, — und das ist, wie man aus Tab. 22 ersieht, nicht
einmal in den P-Reihen in der Hälfte der Fälle geschehen — so
wurde sie als erste reproduziert. Ueber die anderen reproduzierten Silben wird unten ausführlich berichtet.
Die bisherigen Ergebnisse bezogen sich auf die assoziative
Wirkung der Permutation. Das Protokollbuch liefert aber
weitere Zahlen und Angaben, aus denen hervorgeht, dass sich
auch die Wirksamkeit des Komplexes bei der Reproduktion in
G und P mit verschiedener Stärke geltend machte.
In jeder Vergleichsserie wurden 4 betonte (B-) Silben und 4
unbetonte (U-) Silben vorgezeigt. Wir bezeichnen die Anzahl
der reproduzierten betonten Silben mit b, die der reproduzierten
unbetonten Silben mit u. Wird auf alle Vorzeigungen mit der
zugehörigen Silbe reagiert, so muss das Zahlverhältnis der
betonten und unbetonten reproduzierten Silben $\frac{b}{u} = \frac{4}{4}$ sein. Liegen aber nicht lauter r-Fälle vor, oder wird mit mehr als e i n e r
Silbe reagiert, so kann der Bruch $\frac{b}{u}$ seinen Wert verändern. Nun
zeigt sich die auffallende Erscheinung, dass dieser Bruch in

allen Vergleichsserien, in denen er nicht gleich $\frac{4}{4}$ ist, kleiner als 1 ist, dass also häufiger mit U- als mit B-Silben reagiert wurde. Diese Bevorzugung von U-Silben lässt sich als Wirkung der rhythmischen Komplexbildung erklären. Rief die vorgezeigte Silbe nicht sofort die zugehörige ins Bewusstsein, (die ja bei Vp K meistens tatsächlich ausblieb), so war dennoch die rhythmische Komplexbildung (Trochäus) wirksam. Unter ihrem Einfluss wurde die vorgezeigte und ausgesprochene Silbe unwillkürlich als die erste betonte Silbe eines Komplexes aufgefasst, und es bestand nun die Neigung, eine zweite unbetonte dazuzunennen. Je kleiner der Bruch ist, je mehr die U über die B vorherrschen, desto lebhafter muss die Komplexbildung zur Wirksamkeit gekommen sein. Das gilt aber — um es noch einmal zu betonen — nur für den Fall, dass es nicht immer zur Reproduktion der zugehörigen Silbe kam. Liegen nämlich lauter r-Fälle vor und wird sonst nichts reproduziert, so muss der Bruch $\frac{b}{u} = \frac{4}{4}$ werden. Was besagen nun unter diesen Voraussetzungen die Tabellen 23 und 24, in welchen die Werte $\frac{b}{u}$ für die einzelnen Vergleichsserien gegenübergestellt sind?

	Versuchsreihe 10			
	Vergl Serie 1		Vergl. Serie 2	
	G	P	G	P
$\frac{b}{u}$	$\frac{3}{6}$	$\frac{4}{4}$	$\frac{4}{4}$	$\frac{4}{4}$

Tab. 23.

	Versuchsreihe 11.			
	Vergl. Serie 1		Vergl. Serie 2	
	G	P	G	P
$\frac{b}{u}$	$\frac{6}{10}$	$\frac{1}{11}$	$\frac{5}{14}$	$\frac{4}{11}$
auf gleichem Nenner	$\frac{463}{770}$	$\frac{70}{770}$	$\frac{275}{770}$	$\frac{280}{770}$

Tab. 24.

In Tabelle 23 steht dreimal der Bruch $\frac{4}{4}$, was der Tatsache entspricht, dass in allen Fällen die zugehörige Silbe auftrat.

In den G-Reihen der Vergleichsserie 1 ist, wie schon oben mitgeteilt, nicht so oft der Trochäus vervollständigt worden; aber der Bruch $\frac{3}{6}$ verrät, dass der Komplex bei der Reproduktion wirksam war. Vergleichsserie 2 in Tab. 23 zeigt keine Unterschiede zwischen G und P, was wiederum bestätigt, dass die durch P bewirkte Einstellung auf G übertragen wurde. Viel deutlichere Ergebnisse zeigt aber Tab. 24 auf. In Versuchsreihe 11 sind alle Brüche k l e i n e r als 1 der Komplex ist überall wirksam gewesen, wenn auch, wie wir sahen, die Reproduktion oft nicht auf das fehlende Glied führte. Und zwar ist in Serie 1 $\frac{b}{u}$ der P-Reihen bedeutend k l e i n e r als $\frac{b}{u}$ der G; demnach fand in P eine festere Komplexbildung statt in dem Sinne, dass die K o m p l e x e schärfer ausgeprägt wurden und einen grösseren Einfluss bei der Reproduktion hatten. In Serie 2 dagegen ist der Unterschied wiedor ausgeglichen; die Komplexbildung ist in den G-Reihen gefördert, in den P-Reihen geschwächt worden.

Bei Vp H lässt sich die Wirksamkeit der Komplexbildung v o r der inneren Reproduktion der Silben durch folgende Protokolle belegen:

Vorgezeigt: räp
aus ›schaal räp‹ „Wie ich räp sah, wusste ich, dass es die unbetonte von 2 Silben ist. Dann fiel mir jon ein, aber ich wusste, dass das gar nicht vorgekommen ist. Ich dachte, ich werde zusehen, ob mir nicht doch die richtige einfällt, die zu räp gehört. Es gingen verschiedene Silben durcheinander. Die Silbe, die dazu gehört, war mit ›sch‹."

Vorgezeigt: nuf
aus ›nuf taas‹ „Die Silbe war mir bekannt, und ich wusste gleich, dass es die betonte eines Trochäus war, nur fiel mir die andere, unbetonte, nicht gleich ein. Dann fiel mir taas ein. Dann wusste ich genau, dass wirklich die beiden zusammengehören."

Trat eine Silbe unmittelbar auf, so fand gewöhnlich dennoch eine Vergegenwärtigung des ganzen Komplexes statt:

Vorgezeigt: güsch
aus ›güsch sit‹ „ Nachdem ich güsch erfasst hatte, war erst ein dunkler Zwischenraum; da hinein fiel sit; dann wusste ich güsch sit."

Vorgezeigt: beisch
aus ›jär beisch‹ „Wie ich die Silbe beisch aufgefasst hatte, war sie mir bekannt, und dann fiel mir gäch sem ein, und ich wusste sofort: gäch gehört nicht zu beisch. Doch hatte ich die Vorstellung, ich hätte beisch (d. h beisch als betonte Silbe) gelesen. Dann fiel mir ein, dass ich beisch als unbetonte gelesen hatte, und dann fiel mir jär ein. Dann drehte es sich von selbst um: jär beisch; es drehte sich von selbst um, ich habe es nicht absichtlich gemacht."

Vorgezeigt: paal
aus ›näs paal‹ „Paal war mir bekannt, und ich wartete, dann fiel mir ein, dass es die unbetonte ist, dann fiel mir näs ein, und dann wusste ich, dass ich näs paal gelesen, und dann wusste ich, dass es das erste Silbenpaar einer Reihe war."

Zum Verlauf der Reproduktion ist noch folgendes zu bemerken. Vp K nannte in der Regel 2—3, oft auch mehr Silben. Bei 28 % der Vorzeigungen waren die zuerst reproduzierten Silben r-Fälle. Was die übrigen Silben und die Reproduktionen bei den anderen Vorzeigungen anbetrifft, so lässt sich als einzige Regelmässigkeit nur angeben, dass die Silben bei 71 % der Vorzeigungen den beiden abwechselnd gelesenen Reihen entstammten. Nur nach 16 % der Vorzeigungen sind sämtliche reproduzierten Silben reihenrichtig ; auch sagte die Vp aus, dass sie nie wisse, welcher der beiden Reihen eine Silbe zugehöre. Dagegen vermerkte sie es, wenn gelegentlich in der zweiten Hälfte der Tagesversuche eine Silbe auftrat, die dem ersten Reihenpaar des Tages angehörte. Die R e i h e n f o l g e der reproduzierten Silben war mit Ausnahme der wenigen r-Fälle völlig regellos, auch in den G-Reihen; ein einziges Mal wurde eine Kette von 5 Gliedern reproduziert.

Aus allen diesen Erscheinungen geht hervor, dass die zwei Reihen, die zusammen vor dem Vorzeigen gelernt wurden, für die Vp einen einzigen grossen Komplexverband bildeten, dessen 16 Silben nicht nach der besonderen Reihenzugehörigkeit geschieden, aber nach aussen von den Silben anderer Reihenpaare wohl abgehoben waren.

Endlich wurden noch die V e r s u c h r e i h e n 12 u n d 13 mit den Vpn M und N angestellt. Sie unterscheiden sich von den Reihen 10 und 11 vor allem dadurch, dass die Reproduktionszeiten gemessen wurden und auch die Nebenfälle zur Verwertung gelangten. Ausserdem wurden die Ergänzungsreihen mit den Hauptreihen vereinigt d. h. es wurden sowohl einzelne Silben als auch Paare beim Vorzeigen zur Reproduktion in undurchsichtigem Wechsel dargeboten. Was die Ergebnisse dieser Reihen, auf die im Einzelnen nicht eingegangen werden soll, betrifft, so zeigte sich auch hier, dass die Permutation der Paare auf die Reproduktion der zugehörigen Silbe, also auf den assoziativen Zusammenhang der Silben eines Paares begünstigend gewirkt hat, während sie den assoziativen Zusammenhang der Paare unter sich d. h. den Zusammenhang innerhalb der ganzen Reihe lockerte. Das gilt auch für die Versuchsreihe 13, bei der die Silben zum Einprägen nicht trochäisch, sondern j a m b i s c h gelesen wurden. Endlich ist hervorzuheben, dass bei der Reproduktion in der Regel zunächst der ganze Komplex als Gesamtvorstellung reproduziert wurde, worauf beide Silben unmittelbar hinter einander ausgesprochen wurden. Der Komplex als Ganzes ist nicht sowohl reproduktionsfähig, sondern auch reproduzierbar.

Fünftes Kapitel.

Zusammenfassung der Ergebnisse.

Wir fassen die Ergebnisse zusammen und fügen noch einige Erläuterungen hinzu.

Als wesentlicher Faktor der Komplexbildung wurde bisher vielfach die Assoziation angesehen. Ohne Zweifel kann eine schon vor dem Lernen bestehende Assoziation von Elementen innerhalb einer Reihe den Anstoss zur Komplexbildung dieser Elemente geben. G. E. Müller spricht in solchem Falle von einer vorgebildeten Komplexbildung. Müssen jedoch stets Assoziationen zwischen Reihengliedern gestiftet werden, bevor die Komplexbildung einsetzen kann? Beruht die Komplexbildung auf Assoziation? Wenn in einer normalen Silbenreihe vier aufeinander folgende Elemente permutiert wurden, so fand, wie Versuchsabteilung I zeigte, eine Komplexbildung nicht nur der zusammenhängenden g-Silben, sondern auch der vier p-Silben statt. Ja zu solch einer Komplexbildung kam es auch dann, wenn die permutierten Silben wie in Versuchsabteilung II sich niemals unmittelbar berührten, sondern stets durch 2 g-Silben voneinander getrennt waren.

Aus diesen Tatsachen zogen wir den Schluss, dass die Komplexbildung keineswegs auf Assoziationen beruht; denn für eine Assoziation der p-Silben lagen bei jenen Versuchsanordnungen äusserst ungünstige Bedingungen vor. Im Gegenteil, es schien einer Assoziation der p-Silben in den meisten Fällen die Komplexbildung vorangehen zu müssen. Es blieb also die Frage offen, ob die Komplexbildung mit Assoziation zusammenfällt, oder ob sie wenigstens immer eine feste Assoziation bewirkt. Nun zeigte sich schon in Versuchsreihe 1 und 2 der Versuchsabteilung I, dass bei strenger Komplexbildung der p-Silben, — die im Laufe des Lernens erfolgt war, und die sich aus den Aussagen der Vpn und bei der Lösung der Aufgaben zu erkennen gab — keineswegs besondere Bestimmtheit, Häufigkeit und Schnelligkeit der Reproduktion erreicht wurde. Die Versuchsreihen 5 bis 7 wiesen sogar eine s t a r k e K o m p l e x - b i l d u n g u n d ä u s s e r s t s c h w a c h e o d e r g a r k e i n e A s s o z i a t i o n d e r E l e m e n t e a u f. In folgender Aufstellung werden diese Verhältnisse noch einmal vor Augen geführt:

Versuchsreihe 1 und 2:

strenge Komplexbildung	schwache Assoziation,

Versuchsreihe 4:

strenge Komplexbildung	Assoziation,

Versuchsreihe 5:

anfangs keine Komplexbildung und keine Assoziation	dann Komplexbildung, darauf auch Assoziation,

Versuchsreihe 6:

    strenge Komplexbildung   k e i n e Assoziation,

Versuchsreihe 7:

    k e i n e Komplexbildung,   k e i n e Assoziation,
    am Schluss Komplexbil-   darauf schwache Asso-
    dung,   ziation.

Wir fassen die Ergebnisse über das Verhältnis zwischen Komplexbildung und Assoziation dahin zusammen: D i e   K o m - p l e x b i l d u n g   b e r u h t   n i c h t   a u f   A s s o z i a t i o n, u n d   s i e   b r a u c h t   n i c h t   z u   A s s o z i a t i o n   z u   f ü h r e n. Im allgemeinen aber erweist sich die Komplexbildung auch hier als ein vortreffliches Mittel, Assoziationen von Elementen, selbst unter äusserst ungünstigen Bedingungen, zu bewirken, indem diese Elemente zu Bestandteilen einer neuen Lerneinheit ge- macht werden. Diese Assoziation braucht keineswegs dadurch erreicht zu werden, dass die Elemente zuerst in eine feste, räumlich-zeitliche Ordnung gebracht werden, (das ist nur in Versuchsreihe 3 geschehen), es war nicht so, dass eine p-Silbe eine bestimmte andere in das Bewusstsein rief, sondern die Vp wusste nur, welche Elemente überhaupt zum Komplex gehör- ten, die Reihenfolge der Elemente war gleichgültig.

Der Hauptzweck der Versuchsabteilungen I und II ist mit diesen Feststellungen erreicht. Wirft man aber darüber hinaus- gehend die Frage auf, worauf denn die Komplexbildung in unseren Versuchen beruhte, so ist auf Folgendes hinzuweisen. Die Vpn nehmen in der Regel die Komplexbildung dadurch vor, dass sie die p-Silben als die „bewegten" von den „festen" absondern: mit diesen Beziehungserlebnissen sind die Komplex- umfänge bestimmt, und damit ist auch die Komplexbildung vollzogen, gleichviel, ob die E'emente nun noch genauer ein- geprägt und assoziiert werden oder nicht. Besonders interessant in dieser Hinsicht ist Vp F (Versuchsreihe 6); bei ihr dienen die p-Silben zwar dazu, eine „Struktur", eine Gestalt der Reihe herzustellen, in welcher es feste und bewegliche Silben gibt, auf die Empfindungsinhalte der betreffenden p-Silben kommt es dabei jedoch nicht an, und die Assoziation geht von Glied zu Glied, also von g zu p, von p zu g, unbekümmert um die Kom- plexe. Des Näheren kann jedoch auf die der Komplex- bezw. Gestalt-Bildung zugrundeliegenden Faktoren nicht eingegangen werden. Zweifellos liegen die Verhältnisse komplizierter als man bisher anzunehmen geneigt war. [1]

Hatten die obigen Ergebnisse gezeigt, dass eine feste Ord- nung der Elemente für ihren Zusammenschluss zum Komplex n i c h t   n o t w e n d i g ist, so bewiesen die Ergebnisse der Ver- suchabteilung III die alte Erfahrung, dass für ein gutes Behalten und schnelle Reproduktion eine feste Ordnung der Elemente

---

[1] Vergl. hierzu auch die nach Fertigstellung dieser Arbeit erschienene Abhandlung von G. E. M ü l l e r „Komplextheorie und Gestalttheorie", Göttin- gen 1923.

von Vorteil ist. Denn wenn der Komplexumfang durch
eine einheitliche Farbe der Elemente bestimmt wurde,
und nun solche Komplexe einesteils aus p-, anderenteils aus g-
Silben miteinander verglichen wurden, so erwies sich beim Vorzeigen eines Elementes, dass der G-Komplex vollständiger und
in Versuchsreihe 9 auch schneller ergänzt wurde als der P-
Komplex.

In Versuchsabteilung IV wurde die Permutation g a n z e r
Komplexe und zwar trochäischer und jambischer Silbenpaare
vorgenommen, und es stellte sich heraus, dass der assoziative
Zusammenschluss der Silben dieser Paare durch die Permutation
stärker wurde, so dass Trefferzahl und Geschwindigkeit der
Reproduktion beim Vorzeigen einzelner Silben für permutierte
Paare grösser als für gewöhnliche Paare waren. Die Wirkung
bestand aber nicht etwa nur in einer Verstärkung der Assoziationen zwischen den beiden Elementen eines Paares, sondern auch
in einem wirksameren Hervortreten der Komplex - Gestalt beim
Reproduktionsvorgang, was sich für die rhythmische Gestalt
durch Zahlen belegen liess (S. 68 ff.).

Nur auf Komplex- bezw. Gestaltwirkungen kann es ferner
zurückzuführen sein, wenn die Reproduktion nach Vorzeigen
eines P a a r e s wiederum in P a a r e n erfolgte, während in
Versuchsreihe 10 und 11 auf das Vorzeigen einzelner Silben
auch nur mit einzelnen isolierten Silben reagiert worden war.
Hätte man es hierbei nur mit assoziativen Vorgängen zu tun,
so wäre eine Verschiedenheit in der Struktur der Reproduktionen
nicht zu verstehen. Diese letzteren Ergebnisse bedeuten, dass
der K o m p l e x a l s G a n z e s reproduktionsfähig und reproduzierbar ist (S. 71).

Um die Vorgänge bei der Reproduktion in den verschiedenen Versuchsreihen widerspruchslos deuten zu können, so
dass sich auch das begünstigende Auftreten des Komplexes, sowie ferner die Reproduktion ungeordneter Komplexglieder ein-
schliessen liessen, wurde auf die Bedeutung des Satzes von der
Totalität der Reproduktionstendenzen nach Poppelreuter hingewiesen (S. 32).

Die Komplex-Ergänzungsgesetze, welche S e l z zusammengestellt hat,[1]) sind Spezialfälle dieses Gesetzes, denn sie ab-
strahieren von einer Fülle von Begleiterscheinungen der Reproduktion, sie fassen nur die reinen Elemente und die von
ihnen gebildete reine Gestalt ins Auge, während weitere Eigenschaften sowohl jener Elemente als jener Komplexgestalt vernachlässigt werden und hier auch vernachlässigt werden dürfen.
Auch in unseren Versuchen werden Abstraktionen vorgenommen.
Während wir nur von Gestaltqualitäten sprachen, — die der
Gestalt als solcher zukommen — weist jeder Komplex noch
eine Reihe weiterer Qualitäten auf, die er durch Assoziierung,

---

[1]) O. S e l z , Ueber die Gesetze des geordneten Denkverlaufs, Stuttgart
1913.

Gefühlsbetonung usw. erhält, und welche alle unter dem von
K r ü g e r [1]) vorgeschlagenen Ausdruck der K o m p l e x q u a -
l i t ä t zusammengefasst werden können.

Es wäre noch zu fragen, welche Rolle die Determination,
welche wir häufig auftreten sahen, neben diesem Reproduktions-
gesetz spielt [2]). In wenigen Fällen nahm sie ihren eigenen
Weg, indem sie unbekümmert um Komplexbildung auf die in
der Reihe folgende Silbe gerichtet war, wie es der Aufgabe im
Trefferverfahren und mancher praktischen Anforderung im
Leben entspricht. In den meisten Fällen war sie aber auf Ergänzung eines bestimmten Komplexes und zwar eines möglichst
kleinen Komplexes gerichtet. So auch bei Vp H in Versuchsreihe 10, während sie bei derselben Vp in Versuchsreihe 7
vollständig ausblieb, und die Reproduktion völlig regellos war,
weil keine Komplexe gebildet worden waren. Man könnte hier-
nach sagen, dass die Erleichterung, welche nach dem Gesetz
von der s p e z i e l l e n D e t e r m i n a t i o n [3]) für die Lösung
von Aufgaben erfolgt, oft darauf beruht, dass nur ein Komplex
kleineren Umfanges zu ergänzen ist.

Bestätigt und erweitert wurde durch unsere Versuchsergebnisse das Gesetz von der k o n s e r v a t i v e n K o m p l e x -
b i l d u n g (S. 20, 26), ebenso wurde das Gesetz von der
W i r k s a m k e i t d e r g e w u s s t e n T e i l i n h a l t e bestätigt. (S. 62).

Endlich ist noch auf ein für die Lehre vom Gedächtnis
wichtiges Ergebnis hinzuweisen, nämlich dass die intellektuelle
Feststellung des Baues der Reihen z. B. des Vorhandenseins
von beweglichen und festen Gliedern einer Reihe in der Regel
unmittelbar eine starke Herabsetzung der zum Einprägen notwendigen Wiederholungszahl nach sich gezogen hat. Die Einsicht in den Zusammenhaug des Aufbaues der Einzelreihen
führte im Verein mit der Komplexbildung bei allen Vpn mit
Ausnahme der Vp H (S. 47 ff), die sich durch ein gutes
mechanisches Gedächtnis auszeichnete, zu einer erheblichen Er-
sparnis an Wiederholungen.

---

[1]) F. K r ü g e r: Die Theorie der Konsonanz., Psych. Studien 2 (1907),
S. 229.
[2]) Vergl. den Einwand von G. E. M ü l l e r, Z. f. Psych., 82 S. 113 f.
[3]) A c h: W. u. T. S. 255.

Inhaltsverzeichnis.

Untersuchungen zur Psychologie der Blinden.

von Dr. phil. Artur Peiser (Königsberg i. Pr.).

Die Arbeit stammt aus dem psychologischen Institut der Universität Königsberg i. Pr. (Leitung Prof. Dr Ach) und wurde im Sommer-Semester 1922 von der dortigen philosophischen Fakultät als Dissertation angenommen.

(Abkürzungen und Inhaltsverzeichnis siehe am Schlusse der Arbeit).

———

Kapitel I.

Einleitung.

Es kann bei dem Alter der Psychologie als Wissenschaft nicht wundernehmen, dass eine eigentliche Blindenpsychologie heute noch nicht existiert. Die wenigen experimentell-psychologischen Untersuchungen mit Bl. stammen aus der jüngsten Zeit und wollen nur als Studien zu einer Psychologie der Bl. gewertet werden. [1].

Die älteren Schriften, die zunächst immer nur über das Leben einzelner Bl. berichten, zeigen religiösen Charakter und stellen die Sachverhalte so wenig objektiv dar, dass sie vielfach mehr die Persönlichkeit der Verfasser charakterisieren als die der Bl. Unter den Verfassern heben sich zwei Gruppen scharf voneinander ab; die eine betrachtet die Bl. als Wesen mit übernatürlichen Gaben, die andere sieht in ihnen minderwertige

---

[1] Wir nennen hier die wichtigsten: Th. Heller, Studien zur Blindenpsychologie. Leipzig 1904. Kunz, Das Orientierungsempfinden und das sog. Ferngefühl der Blinden und Taubblinden. Intern. Arch. f. Schulhygiene IV, 1, 1907. Steinberg, Die Raumwahrnehmung der Blinden. München 1920. Bürklen, Das Tastlesen der Blindenpunktschrift. Beiheft z. Z. f. angw. Psych. 16. 1917. Krogius, Zur Frage vom 6. Sinn der Blinden. Z. f. exp. Päd. v. Meumann V, 1907. Burde, Die Plastik der Blinden. Z. f. angw. Psych. IV. 1910. Truschel, Der 6 Sinn der Blinden. Z. f. exp. Päd. III, IV u. V, 1906/7. Wölfflin, Untersuchungen über den Fernsinn der Blinden. Z. f. Sinnesphysiol. 43. 1908. Treves, Beobachtungen über den Muskelsinn bei Blinden. Arch. f. d. ges. Psych. 16. 1910. (Vergl. auch die Schlussanmerkung der Arbeit).

Menschen. Aus jener Gruppe möchten wir hier nur F r i c k e [1]) namhaft machen, von dem die Berichte über den bl. Königsberger Lehrer der Philosophie Huldaricus Schönbergerus (1601-1648) stammen. Fricke behauptet, dieser Bl. habe die Gabe des Farbenfühlens besessen und „konnte so geschickt aus Flinten schiessen, dass er das Ziel sicher traf und anderen, die sich der besten Augen erfreuten, den Siegerpreis entriss." Der zweiten Gruppe zählen wir alle diejenigen Autoren zu, die sich über ganz natürliche Leistungen der Bl., wie Musizieren, Schreiben, Modellieren sehr wundern oder Nachrichten, die sich hierauf beziehen, gar für unwahr halten[2]).

Diese beiden Standpunkte bei der Beurteilung der Bl. sind auch noch bei den meisten Veröffentlichungen festzustellen, die sich in dem letzten Jahrhundert mit dem Verhalten und den Leistungen von Bl. befassen. Sie kehren in Schriften der Blindenpädagogen sowohl, als auch in solchen der Bl. wieder und führen die Autoren, so treffend auch einzelne Bemerkungen sein mögen, oft zu Feststellungen, die, weil in ihnen persönliche Erfahrungen einzelner verallgemeinert werden, einen Anspruch auf allgemeine Geltung nicht erheben können[3]). Jene Feststellungen werden fast ausnahmslos zu der Frage in Beziehung gebracht, ob der Bl. in seinen psychischen Erlebnissen dem Sehenden gleiche. Diese Frage ist ebenso oft bejaht wie verneint worden. Halten es die einen für ausgemacht, dass es e i n e b e s o n d e r e P s y c h o l o g i e d e r B l. n i c h t g e b e n· k ö n n e, so sind die andern davon überzeugt, dass d i e B l i n d e n p s y c h e e i n b e s o n d e r e s, e i g e n a r t i g e s L e b e n f ü h r e. Solche verschiedenen Auffassungen mussten eine verschiedenartige Methode in der Blindenpädagogik und ein unterschiedliches, praktisches Verhalten der Bl. den Sehenden gegenüber zeitigen.

Von besonderem Interesse sind die Abhandlungen zweier bl. Akademiker[4]), die sich auf Grund von Selbstbeobachtungen und Erfahrungen an Schicksalsgenossen zu dem Problem der Blindenpersönlichkeit äussern. L. C o h n, ein Jurist, Sozialwissenschaftler und Literarhistoriker, zeigt, wie er in seinem verfeinerten Tastsinn und in seinem Gehör einen Ersatz für das Auge besitzt, und wie „Schulung alles leisten kann." Er kommt zu dem Schluss: „Gut ausgebildet und geleitet, daran gewöhnt,

---

[1]) F r i c k e, De caecis eruditis. Diss. Leipzig 1715.
[2]) T r i n k h a u s, Ueber Blinde. Gera, 1672. Uebersetzt von Roscius.
[3]) G u i l l i é, Essai sur l'instruction des Aveugles. Paris, 1817; Deutsch v. Knie, Breslau, 1820. K l e i n, Lehrbuch znm Unterricht der Blinden. Wien, 1819. B a c z k o, Ueber mich selbst und meine Unglücksgefährten, die Blinden. Leipzig, 1807. D u f a u, Essai sur l'état physique, moral et intellectuel des aveugles. Paris 1837. E n t l i c h e r, Das blinde Kind im Kreise seiner Familie und in der Schule seines Wohnortes. Wien 1872 A s m i s, Bedürfnisse und Befähigungen der Blinden. Charlottenburg 1863. S i n g e r, Das Geistesleben der Blinden. Wien 1876. V o n G e r h a r d t, Aus dem Seelenleben des Blinden. Frankfurt a. M., 1916.
[4]) Beiheft z. 8. f. angew. Psych. 16, 1917: C o h n, Beiträge zur Blindenpsychologie. S t e i n b e r g, Der Blinde als Persönlichkeit.

die ihm verliehenen Fähigkeiten und Sonderheiten zu nutzen, vermag der Blinde sich zu einer psychologischen Elitespezies zu entwickeln." Diese Ueberzeugung lässt die andere als berechtigt erscheinen, „dass der Blinde weniger als jeder andere Nicht-Vollsinnige das Gefühl hat, dem Sehenden nachzustehen." Bemüht sich C o h n , den Unterschied zwischen den Sehenden und Bl. möglichst klein erscheinen zu lassen, so weist W. S t e i n - b e r g , ein Fachpsychologe, mit grösserem Nachdruck auf die Mauer hin, die den Bl. von dem Sehenden trennt. Für ihn ist der Blinde, da er im haptischen Raum lebt und grossenteils Tastwahrnehmungen sein Seelenleben aufbauen, „ebenso wenig ein Sehender, der nicht sieht, wie der Sehende ein Blinder ist, der sieht." Ob diese Stellungnahme zu der Frage nach Verhalten und Leistungen der Bl. im Vergleich zu den Sehenden bei Cohn und Steinberg psychologischer Natur ist, wie W. S t e r n [1]) vermutet, ob beide Bl. verschiedenen in der Blindenwelt anzutreffenden Typen angehören, das wird erst entschieden werden können, wenn mehr Fachpsychologen dieser Frage ihre Aufmerksamkeit zuwenden und eingehendere experimentellpsychologische Untersuchungen durchführen, die den B l. i n d e n M i t t e l p u n k t d e r F r a g e s t e l l u n g r ü c k e n u n d d i e k o m p l e x e n p s y c h i s c h e n T a t b e s t ä n d e a u f - z u h e l l e n s i c h z u m Z i e l s e t z e n. Von G e r h a r d t hat den Gegensatz der Meinungen bei C o h n und S t e i n b e r g als Lebensanschauungsfrage behandelt. C o h n ist ihm ein Vertreter der Illusionisten, die sich für den „normalen Typus" der Nichtsehenden halten und die vorwiegend unter den Blindgeborenen oder den frühzeitig völlig Erblindeten zu finden sein sollen; S t e i n b e r g zählt er zu den Pessimisten, die besonders unter den Blinden mit Sehresten vorkommen sollen. Leider bringt die wegen mancher geistreichen Ausführungen beachtenswerte Arbeit des erblindeten Autors keine systematisch-wissenschaftlichen Forschungsergebnisse[2]).

Die bisherigen Untersuchungen waren nahezu ausschliesslich Beiträge zur Sinnespsychologie, sodass wir in Bezug auf die Anfänge der Blindenpsychologie eine der ersten Periode der experimentellen Psychologie entsprechende Entwicklung konstatieren können Dass die Ergebnisse, die insbesondere die Unterschiedsempfindlichkeit betrafen, sich oft widersprachen, erscheint erklärlich, wenn wir bedenken, dass die Anwendung von ungleichwertigen, oft rohen Methoden noch durch die Nichtbeachtung der psychischen Faktoren, die die verwerteten Leistungen Bl. bedingten, beeinträchtigt wurde.

Eine gewisse Kenntnis der Eigenart von bl. Personen, sowie die Fähigkeit, sich einzufühlen, sind unerlässliche Forderungen an den Forscher, der Versuche mit Bl. exakt durch-

---

[1]) Beiheft zur Zt. f. angew. Psych. 16, 1917, S. IV.
[2]) v. G e r h a r d t : Die Weltanschauung der Blinden (Deutsche Psychologie, herausgegeb. von Giese, Bd. III, Langensalza 1921).

führen will[1]). Gesetzt nun, dass die Gewinnung eindeutiger Ergebnisse gewährleistet ist, so bleibt zu fordern, dass der Kreis der zu stellenden Aufgaben erweitert wird. Wir dürfen auf dem Boden der Sinnespsychologie nicht stehen bleiben, denn wir wissen heute, dass auch die einwandfreieste Untersuchung einzelner, künstlich isolierter Bewusstseinsdaten uns nicht das Gefüge aller der psychischen Realitäten aufzeigen kann, die die Persönlichkeit konstituieren. Zu ihr werden wir nur vordringen können, wenn wir auch die sogenannten höheren Seelenvorgänge in den Bereich der Untersuchungen ziehen und das Gesamtverhalten eines Individuums beachten. Bei unsern eigenen Untersuchungen werden wir überall auf das Gesamtverhalten unserer Vpn besonderen Nachdruck legen. Um Eigenarten der Bl. besonders augenfällig werden zu lassen, müssen wir ihnen sehende Vpn. gegenüberstellen. Dabei werden wir, soweit das überhaupt möglich ist, auf strengste Gleichartigkeit der Bedingungen achten und uns stets gegenwärtig halten, dass der Bl. da, wo wir ihm zumuten, die gleiche Aufgabe wie der Sehende zu lösen, immer des wesentlichsten Distanzorganes, auf das sich der Sehende stützt, nämlich des Gesichtssinnes entbehrt. Ein allgemein psychologisch-biologischer Gesichtspunkt, die Frage: „Wie verhält sich der Bl. dort, wo dem Sehenden sein Distanzorgan, das Auge, als Mittel zur Erreichung eines bestimmten Zieles dient?" wird bei unseren Feststellungen hervortreten müssen. Unsere Resultate werden beweisen, dass, wenn bei dem Bl. an Stelle des Auges ein anderes Sinnesorgan, das von ihm sonst als Distanzorgan bevorzugt wird, insbesondere das Ohr, nicht in Funktion treten kann, was ja in seinem Leben sehr häufig der Fall ist, andere psychische Faktoren wirksam werden und seinem Verhalten ein charakteristisches Gepräge geben. Um dies besonders deutlich zu machen, führen wir unsere Vpn in verschiedene Versuchsgebiete hinein. Wir berichten in Kap. II über Gewichtsversuche, die wir nach der Konstanzmethode einmal beim Vergleich gleich grosser, aber verschieden schwerer Gewichte, dann als Versuche zur Feststellung der Charpentier'schen Täuschung durchgeführt haben. In Kap. III stellen wir dar, wie unsere Vpn sich bei der Lösung umfassenderer Aufgaben verhielten. Wir verwendeten dabei die Ach'sche Suchmethode[2]), die hier besonders geeignet erschien, weil sie es möglich macht, komplexere psychische Gebilde exakt zu beobachten und in dem Handeln und in den Aussagen der Vpn einen Tatbestand zu schaffen, der uns Rückschlüsse auf das psychische Geschehen gestattet.

---

[1]) Vergl. von Gerhardt, a. a. O. S. 261 ff.
    Steinberg, Die Raumwahrnehmung des Blinden. 1920, S. 5.
[2]) N. Ach, Ueber die Begriffsbildung. Unters. z. Psych. u. Phil. III, Bamberg 1921. (im Folgenden abgekürzt: Begriffsb.).

Namen und Verwendung der Vpn.

In Tabelle 1 bringen wir von jeder Vp, auf deren Verhalten wir näher eingehen wollen, den abgekürzten Namen und nennen die Versuchsgebiete der Vp. In Kol. 1 fügen wir den Grossbuchstaben, die für die Namen stehen, bei den bl. Vpn ein b, bei den Halbblinden ein hb, bei; die Striche in den Kol. 2 bis 6 zeigen an, ob eine Vp das Gewicht von Kästen gleicher (einfach) oder verschiedener Grösse (Ch T) zu beurteilen oder Aufgaben nach der SM bei normaler, bunter, modifizierter Ordnung zu lösen hatte [1].

Vp	Art der Verwendung der Vpn.				
	Gewichtsvers.		S M		
	einfach	Ch T	norm.	bunt	modif.
N.	—		—		
H	—			—	
Nb	—		—		
Bb	—			—	
Mb	—			—	
Fb		—			—
Gb		—			
Cb			—		
Thb				—	
Lhb			—		
Db					—
T					—
M					—

Tab. 1.

Kapitel II.
Gewichtsversuche.

Aus unsern Bemerkungen in Kapitel I ergibt sich, dass es uns bei den Gewichtsversuchen nicht so sehr darauf ankommen kann, Unterschiedsschwellen festzulegen, als das Verhalten bl. Vpn zu charakterisieren und die psych. Bedingungen für etwaige Sonderheiten ihres Verhaltens aufzudecken. Wir können infolgedessen zu Gunsten der Herausarbeitung qualitativer Ergebnisse auf eine Anhäufung des Versuchsmaterials, das Feststellungen quantitativer Art zu stützen hat, verzichten.

Abschnitt A.
Beurteilung von Gewichtsunterschieden bei Kästen von gleicher Grösse.

Aus der wissenschaftlichen Literatur liegt uns nur eine Abhandlung vor, die über die Resultate einer Beurteilung der Ge-

---

[1] Die genaueren Personalangaben finden sich später an den geeigneten Stellen.

wichtsunterschiede von Kästen gleicher Grösse durch Bl. berichtet. Es ist die Arbeit von M a h n e r[1]), der auf Grund seiner
Untersuchungen in Bezug auf die Unterschiedsempfindlichkeit
eine starke Ueberlegenheit der Bl. den Sehenden gegenüber
glaubte behaupten zu dürfen. Die von ihm angewandte Methode
ist aber so unzulänglich, dass wir seine Feststellungen und
Folgerungen nicht als ausreichend begründet ansehen können.
Vor allem beging er den Fehler, den Sehenden während der
Durchführung der Versuche die Augen zu verbinden, sie also
für die Versuche gewissermassen zu Bl. zu machen. Bei
seinen Schlüssen hat er sie dann wieder so behandelt, als ob
sie nicht in ihrer Bewegungsfreiheit beschränkte Sehende gewesen wären.

I. Einrichtung unserer Versuche im Allgemeinen.

Unsere VA bauten wir im Anschluss an M a r t i n und
M ü l l e r auf[2]). Wir übernahmen von ihnen alle Vorschriften,
die auf die Ausschaltung von Fehlerquellen abzielen, führten
unsere Versuche in ähnlicher Weise durch und bedienen uns
jetzt bei der Darstellung ihrer Termini. Wir können uns daher
damit begnügen, hier nur Abweichungen von der Durchführung
der Versuche zu registrieren.

Die 8 Kästen die wir benutzten, waren die gleichen, die
M a r g a r i t z k y verwendet hatte[3]), Ihre Grössenmaße betrugen $8^1/_2 \cdot 8^1/_2 \cdot 6$ cm. Das G war 600 g schwer. Die V zeigten
Differenzen von $+$ 30 g oder $+$ 60 g oder $+$ 90 g; das eine
V hatte dieselbe Schwere wie das G. Wir nummerieren das
V von 510 g mit 1, das von 540 g mit 2, das von 570 g mit
3, die beiden von 600 g mit 4 und 5, und die von 630, 660,
und 690 g mit 6, 7 u. 8. Die V boten wir in gesetzmässiger Folge
nach einem von A c h vorgeschlagenen und von M a r g a r i t z k y
benutzten Permutations-Verfahren, wie es unter Einsetzung
unserer Nummern in der T a b. 2 übersichtlich dargestellt ist.

Nach jeder Doppelhebung nahmen wir stets auch das G
hinter den Schirm zurück. Bleibt das G stehen, so kann die
Vp darauf gebracht werden, dass der eine Kasten im Gewicht
sich gleichbleibt, während die andern sich ändern. Das kann
dann zu Einstellungen führen, die die Beurteilung der Gewichts-
eindrücke stören. Gehoben wurde mit der rechten Hand nach
Metronomschlägen, die mit 0,7 Sek. Abstand einander folgten;
zwischen den beiden Hebungen einer Doppelhebung lag eine
Pause von 2 Schlägen. Die Hubhöhe betrug 13 cm.

---

[1]) M a h n e r, Vergleichende psycho-phsyiol. Versuche (Diss. Bern 1909).
[2]) L. J. M a r t i n und G. E. M ü l l e r, Zur Analyse der Unterschiedsempfindlichkeit (Leipzig 1899).
[3]) M a r g a r i t z k y, Einstellungstäuschungen bei den Gewichtsvergleichungen (Diese Arbeit liegt uns im Manuskript vor; sie wird demnächst
in dieser Zeitschrift veröffentlicht werden).

Reihen	Folge der V						
1	8	3	6	7	2	5	1
2	7	6	5	1	8	3	2
3	5	2	3	8	1	6	7
4	1	2	3	6	8	7	5
5	6	3	5	7	2	1	8
6	8	5	1	7	6	3	2
7	8	1	2	7	6	5	3
8	2	1	5	3	8	7	6
9	5	7	6	8	3	1	2
10	1	6	7	2	3	8	5
11	2	3	5	1	6	7	8
12	7	5	3	8	2	1	6

Tab. 2.
Reihenfolge der Vergleichsgewichte.

Unsere Vpn wurden in V o r v e r s u c h e n , in denen jede Vp 84 Doppelhebungen ausführen musste, auf die eigentlichen Versuche vorbereitet. Den bl. Vpn musste ferner vor den Versuchen noch Gelegenheit gegeben werden, einen leeren Kasten von aussen zu betasten, damit sie nicht ein natürliches Interesse für den neuen Gegenstand bei den Versuchen zu einem instruktionswidrigen Verhalten verleitete. In den Vorversuchen konnten das falsche Anfassen und die Neigung zu wiederholtem schleudernden Heben, zum Herabfallenlassen der Gewichte oder zu starkem Verzögern vor dem Aufsetzen mit Erfolg bekämpft werden.

Die Urteile, die den Vpn zur Verfügung gestellt wurden, lauteten: „schwerer deutlich" (gg), „schwerer" (g), „gleich" (gl), „leichter" (k), „leichter deutlich" (kk); konnte eine Vp kein bestimmtes Urteil finden, dann sollte sie „zweifelhaft" sagen.

II. U n s e r e V e r s u c h s a n o r d n u n g e n .

Bei dem Aufbau der VA konnten wir hinsichtlich der Urteilsfällung unter den von Martin und Müller[1] genannten 4 Möglichkeiten wählen und entschieden uns für 2 von ihnen. Nach unserer VA I liessen wir das U r t e i l s t e t s a u f d a s z u - z w e i t g e h o b e n e G e w i c h t , nach VA II s t e t s a u f d a s V beziehen.

a) A u f b a u u n d H a n d h a b u n g d e r V A I.

Ueber die VA I machen wir in T a b e l l e 3 die erforderlichen Angaben. Wir nennen in den Vertikalkolumnen 1 und 5 die Versuchstage und setzen neben jeden Tag Angaben über die Raumlage, die Zeitlage und die verwendeten Reihen der permutierten Gewichtsfolge bei der Darbietung der V (Tab. 2).

---

[1] M a r t i n u. M ü l l e r , a. a. O. S. 185 ff.

Die Tagesaufgabe jeder Vp gliederte sich in 2 Abteilungen. Bei der ersten Aufgabe des ersten Versuchstages hatte die Vp G und V zunächst in der ersten Raumlage vor sich und sollte sie nach der ersten Zeitlage heben. Die Aufgabe, die die Beurteilung forderte, lautete hier: „Hebe zunächst das rechts vor Dir stehende Gewicht und dann das linke in der von uns geübten Weise und beurteile wie gestern das zu zweit gehobene Gewicht". Die V wurden nach der Ordnung der Reihen 1—6 der permutierten Gewichtsfolge vor die Vp gestellt. Die 42 Doppelhebungen der 1. Abteilung konnten in 15' erledigt werden. Dann wurde eine Pause eingeschoben, die 3' dauerte. In der Pause sollte die Vp über ihre Selbstbeobachtungen berichten. Angeregt wurde die Mitteilung der Selbstbeobachtungen durch die folgende Instruktion: „Beim Heben der Gewichte sollst Du stets auf ihre Schwere achten und gewissenhaft Deine Urteile sagen. Du sollst mir aber auch, wenn wir eine Pause machen, erzählen, was Dir bei den Hebungen gelegentlich auffällt. Ist Dir jetzt irgend etwas aufgefallen?" Bei den späteren Versuchen wiederholte der Vl nur den letzten Satz. Nach der Pause wird die Vergleichung der Gewichte nach Abt. 2 durchgeführt. Die Zeitlage hat sich geändert, währe... die Raumlage die gleiche geblieben ist. Die Vp hat wieder in 42 Doppelhebungen das zu zweit gehobene Gewicht zu beurteilen. Die V treten nach den Reihen 7—12 der permutierten Gewichtsfolge auf. In entsprechender Weise wird an den folgenden Versuchstagen vorgegangen.

Tag	Raum-lage	Zeit-lage	Reihen der Gewichts-folge	Tag	Raum-lage	Zeit-lage	Reihen der Gewichts-folge
1.	I	1	1-6	5.	II	2	7-12
	I	2	7-12		II	1	1-6
2.	II	1	1-6	6.	I	2	7-12
	II	2	7-12		I	1	1-6
3.	I	1	6-1	7.	II	2	12-7
	II	1	12-7		I	2	6-1
4.	II	2	6-1	8.	I	1	12-7
	I	2	12-7		II	1	6-1

Tab. 3.

b) Die Versuchspersonen.

Für die VA I zogen wir die in Tabelle 1 genannten zwei sehenden und drei bl. Vpn heran.

N ist Obersekundaner einer Oberrealschule und steht im 17. Lebensjahre. Die Naturwissenschaften haben sein grösstes Interesse, und für Botanik, Zoologie, Physik, Chemie, ferner für Zeichnen erhielt er seine besten Zensuren.

H besucht die Untersekunda eines humanistischen Gymnasiums und wird 16 Jahre alt. Obwohl grösser und kräftiger als N, tritt er weniger sicher und bestimmt auf. Er ist der beste Lateiner seiner Klasse. In den Realien und im Schreiben fallen seine Zensuren ab.

Nb erblindete im Laufe des ersten Lebensjahres an Blennorrhoea neonatorum vollständig. Im 2. Lebensjahre soll er einmal Krämpfe gehabt haben. Seine Eltern haben ihn, solange er im vorschulpflichtigen Alter war, verzärtelt und ihn erst auf Drängen der Behörden in die Blindenunterrichtsanstalt eingeliefert, als er das 7. Lebensjahr bereits überschritten hatte. Der zurückgebliebene Knabe entwickelte sich nun so gut, dass er alle 5 Klassen der Blindenschule glatt durchlaufen konnte. Er wies stets gleichmässig gute Leistungen auf. Zur Zeit der Versuche hatte er ein Alter von 16 Jahren und war Fortbildungsschüler der Anstalt und Korbmacherlehrling.[1]

Bb steht im gleichen Alter wie Nb. Sie ist die schwächere von Zwillingsschwestern, die beide in den ersten Lebensmonaten an Blennorrhoea erblindeten. Bb ist total blind. Sie hat verbildete Augäpfel, die gelegentlich starken Nystagmus zeigen. Die Schulleistungen dieser Vp waren im ganzen befriedigend. Ihre Bewegungen führt sie sehr vorsichtig aber nicht ungeschickt aus. Gegenwärtig betätigt sie sich mit Flecht- und Knüpfarbeiten und soll in nächster Zeit das Bürstenmacherhandwerk erlernen.

Mb ist 17 Jahre alt. Er erblindete vor Ablauf des ersten Lebensjahres an gonorrhoischer Blennorrhoe vollständig. Mb war schon im Elternhause ein „recht wildes Kind". In der Anstalt, der er mit 6½ Jahren zugeführt wurde, ist er wegen seiner vorlauten und draufgängerischen Art bekannt. Er bewegt sich schnell und sicher auch in ihm unbekannter Umgebung. In der Schule interessierte er sich besonders für die Realien. Z. Zt. besucht er die Fortbildungsschule der Anstalt und ist Lehrling in der Korbmacherei.

c) Verhalten der Versuchspersonen.

Im allgemeinen können wir feststellen, dass die Bl. nach den Vorversuchen sich bei der Ausführung der Hebungen durchaus nicht ungeschickter zeigten als die Sehenden. Gelegentlich, besonders zu Beginn der Hebungen einer neuen Abteilung, stellten die Vpn Nb und Bb dadurch, dass sie mit der linken Hand von der Seite aus gegen den linksstehenden Kasten stiessen, dessen Platz fest. Gewöhnlich aber ergriff die rechte Hand ohne weiteres, wie wir es bei Mb stets beobachten konnten, sicher den Griff des zu hebenden Kastens. Dies war möglich, weil der Vl immer die Gewichte auf den gleichen Platz vor die Vp stellte. Wir müssen hier ferner erwähnen, dass die bl. Vpn öfters als die sehenden die gewünschten Selbstbeobachtungen mitteilten. Wir haben nicht das Recht, daraus zu folgern, dass jene mehr Selbstbeobachtungen machten als diese, obschon man öfters beobachtet haben will, dass „der Blinde reich an innerlichem Leben" sei und den psychischen Gegebenheiten gerne seine

---

[1] Ueber unsere bl. Vpn bringen wir, einer berechtigten Forderung von Goldstein und Gelb (Z. f. Psych. 83, 1920, S. 85) folgend, eingehendere Angaben. Im Uebrigen vergl. zu dieser Abhandlung die Schluss-Anmerkung dieser Arbeit.

Aufmerksamkeit zuwende.[1]) Hier liegt zunächst eine andere Erklärung näher: Das intimere Verhältnis, das zwischen dem VI und den bl. Vpn als seinen ehemaligen Schülern bestand, hat die Blinden, die sonst misstrauisch ihre psychischen Erlebnisse hüten, mitteilsamer gemacht[2]).

Aus den Aeusserungen unserer Vpn geht hervor, dass das Verfahren für sie ein durchaus unwissentliches blieb, dass sie sich aber über den Zweck der Versuche Gedanken machten. So fragte Nb in einer Pause des 1. Tages: „Warum muss ich das hier machen"? und Mb an demselben Tage: „Wollen Sie die Gefühle ausprüfen?"

Besondere Eigentümlichkeiten der einzelnen Vpn werden bei der A u s w e r t u n g d e r U r t e i l e augenfällig. Bei der Durchsicht der Protokolle bemerken wir bei Mb allein Vollreihen und wenn wir die Deutlichkeitsurteile kk und gg mit den Urteilen k, u und g zu Gruppen zusammenfassen, auch noch bei Nb. Wir dürfen hieraus schon vermuten, dass diese beiden Vpn nicht zu denen gehören werden, die die geringste Unterschiedsempfindlichkeit besitzen. In T a b. 4 geben wir eine Zusammenstellung der Urteile unserer Vpn nach den beiden Zeitlagen. Dabei haben wir kk und k zu k, gl und zw zu u und gg und g zu g zusammengefasst.

Vp	Zeitlage	k	u	g
N	1	122	57	157
	2	137	67	132
H	1	123	109	104
	2	108	116	112
Nb	1	123	93	120
	2	121	79	136
Bb	1	132	26	178
	2	159	27	150
Mb	1	163	58	115
	2	136	48	152

Tab. 4.

Wir bemerken bei H eine auffallend hohe Zahl von u-Urteilen, die für eine geringe Unterschiedsempfindlichkeit spricht. Auffallend ist ferner die geringe Zahl der u-Urteile bei Bb. Diese Vp war mit besonderer Gewissenhaftigkeit bei ihrer Aufgabe. Sie sprach die Urteile zw stets mit innerem Widerstreben aus; zw zu gebrauchen bedeutete für sie, eine Aufgabe nicht lösen können. Unsere Uebersicht macht eine summarische Feststellung von T y p u s und Z e i t f e h l e r möglich. Wir sehen, dass N einen negativen Typus (259 k $<$ 289 g), H da-

---

[1]) M e l l, Enzyklopädisches Handbuch des Blindenwesens. 1900 S. 589. v. G e r h a r d t, Aus dem Seelenleben des Blinden. Frankfurt a. Main 1916.

[2]) M o l d e n h a w e r. In Mell's Handbuch des Blindenwesens. S. 821.

gegen einen schwach ausgeprägten positiven Typus darstellt (231 k > 216 g). Ausgesprochene Typen begegnen uns in den Vpn Bb und Mb, und zwar zeigt Bb einen negativen (291 k < 328 g), Mb einen positiven (299 k > 267 g) Typus. Die Zahlen bei Nb sprechen für einen negativen Typus (244 k < 256 g). Wenn wir in Tabelle 4 dem Fechner'schen Zeitfehler nachgehen, dann finden wir, dass bei allen Vpn ausser Nb, der bei negativem Typus einen negativen Zeitfehler erkennen lässt, Typus und Zeitfehler einander entgegengesetzte Vorzeichen haben. Diese Feststellung gilt, wie aus Tab. 5 hervorgeht, nicht ganz in Bezug auf den Raumfehler. Bei den Vpn H, Nb und Mb ist er positiv, bei den Vpn N und Bb negativ.

Vp	Raumlage	k	u	g
N	1	130	64	142
	2	129	60	147
H	1	108	112	116
	2	123	113	100
Nb	1	113	83	140
	2	131	89	116
Bb	1	172	21	143
	2	119	32	185
Mb	1	143	45	148
	2	156	61	119

Tab. 5.

Was nun die generelle Urteilstendenz betrifft, so müssen wir hier eine Besonderheit der Bl. konstatieren, die sich schon beim Vergleich der u- Urteile in Tab. 4 uns aufdrängen konnte. Die Uebersicht nach Tab. 6, in der wir für die V, die grösser und kleiner sind als das G, die r. Fälle nach beiden Zeitlagen aufzeigen, macht es uns gewiss, dass bei den Vpn Nb und Mb ein der generellen Urteilstendenz entgegengesetztes, bei Bb ein indifferentes Verhalten vorliegt, während die Sehenden dem Gesetz der generellen Urteilstendenz unterliegen, Den Gründen für den Ausfall der generellen Urteilstendenz bei unsern bl. Vpn haben wir jetzt nachzugehen. Wir können nach den gründlichen Untersuchungen, die heute vorliegen, nicht mehr daran zweifeln, dass der absolute Eindruck bei der Beurteilung von Unterschieden die grösste Rolle spielt [1]. Wie

---

[1] Ausser den mehrfach zitierten Werken von Müller und Schumann und Martin und Müller sind von neueren Untersuchungen besonders zu nennen: Ziehen, Beitrag z. Lehre v. abs. Eindruck. Z. f. Psych. 71. Scholl, Vom abs. Eindruck bei Schallvergleichungen, Z. f. Psych. 84, Benussi, Ueber die Grundlagen d. Gewichtseindr. Arch. f. d. ges. Psyc

wirkte er nun bei unsern Versuchen? Wir bemerkten schon oben, dass die Vpn dazu neigten, durch

Vp	1. Zeitlage	2. Zeitlage
N	242	230
H	202	190
Nb	224	239
Bb	259	258
Mb	242	255

Tab. 6.

wiederholtes schleuderndes Heben zu einem deutlichen Gewichtseindruck zu kommen. Sowohl das V als auch das G wurden in dieser Hinsicht gleich behandelt.[1]) Unsere Vpn mussten bald beachten, dass gewisse Gewichte besonders schwer oder besonders leicht waren. Sie konnten sich dabei zunächst wohl von dem allgemeinen absoluten Eindruck, wie er aus den Erfahrungen vor den Versuchen wirksam war, leiten lassen, dann aber mussten sie den s p e z i e l l e n a b s o l u t e n E i n - d r u c k verwenden lernen, der durch die Erfahrungen aus den Versuchen d. h. also in Ralation zu dem hier zur Verwendung gelangten Grundgewicht von 600 g, gegeben war. Im Verlauf der Versuche wurden die entsprechenden Gedächtnisresiduen bei den bl. Vpn so stark, dass der Sinnesreiz des G nicht in derselben Weise, wie zu Anfang der Versuche, beachtet zu werden brauchte, vielmehr der s p e z i e l l e absolute Eindruck, der durch das Heben eines V ausgelöst wurde, unmittelbar das Urteil bestimmte. Die bl. Vpn waren jetzt, wie wir es auch bei den Ergänzungsversuchen sehen werden, fähig, das Urteil über das gehobene V zu sagen, bevor sie sich mit dem G beschäftigt hatten. Dies geht besonders aus den Mitteilungen der Vpn Nb und Mb hervor. Nb sagte am 5. Tage bei den Vergleichungen nach der 2. Zeitlage: „Ich wusste schon immer vorher, was ich sagen sollte,".und Mb bemerkte an dem gleichen Tage: „Ich brauchte das 2. Gewicht eigentlich garnicht zu heben." Aus diesen Bemerkungen geht ausserdem hervor, dass diese beiden Vpn ihre A u f m e r k s a m k e i t d e m z u e r s t z u h e b e n d e n G e w i c h t z u g e w e n d e t hatten, obwohl sie durch die Instruktion auf das zu zweit zu hebende Gewicht

[1]) Dies Verhalten spricht im vorliegenden Falle nicht für die Müller-Schumann'sche Impulstheorie, die vor allem die Beurteilung der Hubzeiten massgebend für das Schwereurteil sein lässt, es spricht vielmehr, seit v. Frey die Existenz des Kraftsinnes überzeugend dargestellt hat, dafür, dass wir uns beim Vergleich von Kraftäusserungen an die uns unmittelbar gegebenen Kraftempfindungen halten, was jedoch für die T h e o r i e d e s a b s o l u t e n E i n - d r u c k s ohne grundsätzliche Bedeutung ist. (vergl. v. F r e y, Studien über d. Kraftsinn. Z. f. Biologie 63, 1914, sowie Die Vergleichung von Gewichten m. Hilfe d. Kraftsinnes. Ebda 65. Ferner T r u s c h e l, Exp. Untersuchungen über Kraftempfindungen. Archiv f. d. ges. Psych. 28).

gelenkt wurde. Die Neigung, das Urteil unmittelbar durch den absoluten Eindruck des zuerst gehobenen V bestimmen zu lassen, war so stark, dass sie lieber das so gewonnene Urteil, das ja auf den 2. Reiz bezogen werden musste, umkehrten, als dass sie diesen 2. Reiz abwarteten und dann das Urteil festlegten. Bei solcher Einstellung der Aufmerksamkeit musste, da die Wirkung des absoluten Eindrucks durch die Aufmerksamkeitszuwendung gesteigert wurde, die Zahl der r. Fälle bei der zweiten Zeitlage grösser ausfallen als bei der ersten Zeitlage, weil im zweiten Falle, wegen des besonderen Verhaltens der beiden Vpn, für das Zustandekommen der Urteile nicht die gleichen günstigen Voraussetzungen galten. Bei der ersten Zeitlage wurde nämlich die Aufmerksamkeit zunächst auch durch den ersten Reiz, hier das G in Anspruch genommen. Da aber nach dem Heben dieses Gewichtes wegen des Fehlens einer Reizdifferenz ein Urteil noch nicht gefällt werden konnte, wandten sich die Vpn mit erwartender Aufmerksamkeit dem zweiten Reiz, hier dem V, zu, dessen absoluter Eindruck wegen der Zersplitterung bei der Aufmerksamkeitszuwendung nun nicht so deutlich werden konnte. Die besondere, dem Verhalten der sehenden Vpn entgegengesetzte Einstellung der Bl. schuf deshalb für die Gewinnung des absoluten Eindrucks der V in der zweiten Zeitlage günstigere Bedingungen, als in der ersten, und musste dadurch bei den Bl. entweder ein indifferentes (Vp Bb) oder ein der generellen Urteilstendenz entgegengesetztes Verhalten (Vpn Nb u Mb) bewirken. Dem entspricht, dass, wenn wir in den Protokollen die an den einzelnen Versuchstagen für Nb u. Mb notierten Urteilszahlen durchgehen, sich ein diese Ausführungen bestätigendes Ergebnis feststellen lässt, nämlich dass sich das besondere Verhalten der bl. Vpn erst im Verlauf der Versuche durchgesetzt hat. Durch Tab. 7 beweisen wir diese Behauptung.

Vp	Versuchstage	r. Fälle	
		1. Zeitlage	2. Zeitlage
Nb	1-4	110	108
	5-8	114	131
Mb	1-4	116	119
	5-8	126	136

Tab. 7.

Wir addieren die r. Fälle für die Tage 1-4 nach den beiden Zeitlagen und stellen diesen Summen die für die Tage 5-8 gegenüber. Wir finden dann, dass Mb auch in der ersten Hälfte der Versuchszeit das für die Bl. charakteristische Verhalten schon andeutungsweise zeigte, dass es aber erst in der zweiten Hälfte stärker zur Ausprägung kam, sowie dass für Nb in der ersten Hälfte das Gesetz der generellen Urteilstendenz noch galt, allerdings in schwacher Ausprägung, während bei ihm erst in der zweiten Hälfte der Versuchszeit jene Faktoren, die wir oben herausgestellt haben, in verstärktem Masse wirksam wurden.

Die Frage nach der Unterschiedsempfindlichkeit beantwortet Tab. 8 Wir finden da die absoluten Zahlen und die Prozentzahlen für die r. Fälle bei 672 Doppelhebungen jeder Vp.

Vp	r. Fälle	
	abs. Zahl	%
N	472	70,24
H	392	58,33
Nb	463	68,89
Bb	517	76,93
Mb	497	73,96

Tab. 8.

In Bezug auf die Unterschiedsempfindlichkeit sind die Vpn in die folgende Rangordnung zu bringen: An erster Stelle steht Bb, es folgen dann Mb, N, Nb und zuletzt H.

Ueber den Einfluss der Uebung unterrichtet uns Tab. 9.

Vp	Versuchs-tage	r. Fälle	Zunahme	
			abs. Zahl	%
N	1—4	217		
	5—8	255	38	8,05
H	1—4	178		
	5—8	214	36	9,18
Nb	1—4	220		
	5—8	243	23	4,97
Bb	1—4	250		
	5—8	267	17	3,28
Mb	1—4	239		
	5—8	258	19	3,82

Tab. 9.

Wir finden bei den sehenden Vpn den größeren Uebungseffekt. Wegen seiner hohen Uebungsfähigkeit war der Sehende N während der zweiten Hälfte der Versuchszeit dem Bl. Nb überlegen. Bei Bb, die die beste Unterschiedsempfindlichkeit aufwies, war die Uebungsfähigkeit die geringste.

d) Die Versuchsanordnung II.

Die für die bl. Vpn, nach VA I festgestellte Eigentümlichkeit, das zuerst gehobene Gewicht besonders zu beachten, muß in der zweiten Zeitlage dann in verstärktem Maße in die Erscheinung treten, wenn diese Aufmerksamkeitseinstellung noch

durch die VA begünstigt wird. Wir ließen bei der VA II, die
genau so aufgebaut war wie VA I und etwa ein halbes Jahr
später nur mit den bl. Vpn durchgeführt wurde, das Urteil
s t e t s a u f d a s V beziehen.
In T a b. 10 stellen wir die r. Fälle für die beiden Zeitlagen
bei VA I und VA II einander gegenüber.

Vp	I. Zeitlage		II Zeitlage	
	VA I	VA II	VA I	VA II
Nb	224	228	239	257
Bb	259	261	258	266
Mb	242	241	255	268

Tab. 10.

Wir sehen, daß die Werte für die r. Fälle in der 2. Zeitlage hier in der Tat noch höher sind als die entsprechenden
Werte in VA I. Auch die Vp Bb, die bei der VA I ein indifferentes Verhalten gezeigt hatte, weist jetzt bei der 2. Zeitlage
5 richtige Urteile mehr auf als bei der 1. Zeitlage. Das
dem Gesetz der generellen Urteilstendenz entgegengesetzte Verhalten tritt also bei der VA II noch deutlicher hervor. Bezüglich der typischen Urteilstendenz, des Fechner'schen Raum-
und Zeitfehlers, der Uebungsfähigkeit und der Unterschiedsempfindlichkeit hat jede Vp die Art, die sie bei VA I zeigte,
im ganzen auch bei der VA II beibehalten.

e) E r g ä n z u n g s v e r s u c h.

Im Anschluß an die Beurteilung der Gewichtsunterschiede
nach VA II führten wir eine kurze Versuchsreihe durch, deren
Resultate unmittelbar erkennen lassen mussten, ob die Bl. tatsächlich n a c h d e m s p e z i e l l e n a b s o l u t e n E i n -
d r u c k d e s V e r g l e i c h s g e w i c h t e s a l l e i n zu urteilen
vermochten. Wir stellten die Kästen so auf, wie sie am Anfang
des siebenten Versuchstages der VA I vor der Vp standen
(2 Raum- und Zeitlage). Es galt die folgende Instruktion:
„Du sollst jetzt nur den Kasten, der rechts von Dir steht, heben
und dann sogleich sagen, ob er „leichter deutlich" . . . ist,
als der andere Kasten." Vp Mb erklärte nach Anhören der
Instruktion: „Das kann doch garnicht schwierig sein!" und
gab die Urteile mit großer Sicherheit ab. Vorsichtiger sprach
Bb die Urteile aus. Ueber die r. Fälle bringen wir in T a b. 11
eine Uebersicht und stellen die Zahlen von den entsprechenden
Doppelhebungen des 7. Versuchstages der VA II mit heraus.

| Vp | r. Fälle | | n |
	VA II	Ergänz. V.	
Nb	16	17	21
Bb	16	14	„
Mb	18	17	„

Tab. 11.

Wir bemerken, daß die bl. Vpn bei den 21 Einzelhebungen des Ergänzungsversuchs fast die gleiche Zahl von r. Fällen aufweisen wie bei den 21 Doppelhebungen am 7. Versuchstage bei VA II und sehen so unsere Feststellung bei VA I und II, daß die Bl. im Verlauf der Versuche die Wahrnehmung der Schwere des G in der 2. Zeitlage nicht benötigten, von neuem gestützt.

Abschnitt B.
Die Charpentier'sche Täuschung bei Blinden.

Für die Untersuchung der ChT bei Bl. übernehmen wir im Allgemeinen die Versuchsanordnungen von Margaritzky. Es erhoben sich die Fragen: „Unterliegt der Bl. auch der ChT?" und „Treten jene Eigentümlichkeiten, die den Wegfall der generellen Urteilstendenz bei Bl. erklärlich machten, auch bei dieser andersartigen Form der Gewichtsvergleichungen auf?"

Die Tagesleistung unserer Vpn regelten wir nach dem Plane in Tab. 12. In der ersten und fünften Kol. sind die Versuchstage, in der zweiten und sechsten die Schematage der Versuchsreihe angegeben. Am S-tag der VR I wurden die V mit dem G, am S-tag der VR II mit dem chg verglichen. Die V wurden, wie aus den Kol. 3 und 7 ersichtlich ist, nach bestimmten Reihen der oben angegebenen permutierten Gewichtsfolge dargeboten. Die Raumlage der Kästen erfahren wir aus Kol. 4 und 8. I bedeutet die 1., II die 2. Raumlage. Beim S-tag der VR I standen die Gewichte für die 21 Doppelhebungen immer in der gleichen Raumlage, also entweder in der ersten oder in der zweiten Raumlage. Dies war bei der Aufstellung nach dem S-tag der VR II nicht der Fall. Hier wurden die Raumlagen für die 21 Doppelhebungen sowohl bei A als bei B permutiert, so daß für A die Reihe galt: I II I II II I I, II I II I I II II, I II I II I II II.

B glich A bis auf den letzten Platz, der hier nicht von der II., sondern von der I. Raumlage eingenommen wurde. Die VA wurde nach Tab. 12 in der e r s t e n Z e i t l a g e mit Vp Fb und in der z w e i t e n Z e i t l a g e mit Vp Gb durchgeführt.

Tag	S-tag der VR	Reihen d. Gewichts-folge	Permut. der Rauml.	Tag	S-tag der VR	Reihen d. Gewichts-folge	Permut. der Rauml.
1.	I II	1—3 4—6	I A	5.	I II	1— 3 4— 6	I A
2.	II I	7—9 10—12	B II	6.	II I	7— 9 10—12	B II
3.	I II	3—1 6—4	I A	7.	I II	3— 1 6— 4	I A
4.	II I	9—7 12—10	B II	8.	II I	9— 7 12—10	B II

Tab. 12.

In der Handhabung der VA wichen wir von Margaritzky nicht ab. Bereits bei den Vorversuchen, die auch hier den eigentlichen Versuchen vorangingen, hatten wir die Vpn angewiesen, von allem, was ihnen beim Heben und Urteilfinden auffalle, dem Vl Mitteilung zu machen. Während der planmässigen Versuche wurden Fragen spezieller Art nicht an die Vpn gestellt. Die Selbstbeobachtungen durften wir hier ausgiebiger verwenden, weil wir es mit reiferen intelligenten Bl. zu tun hatten. Wir bringen zunächst einiges zu ihrer Personalcharakteristik.

Fb, 37 Jahre alt, ist seit Geburt auf beiden Augen blind, kann aber unter günstigen Voraussetzungen hell und dunkel unterscheiden. Die Konturen der Dinge erkennt er nicht. Er besuchte mit gutem Erfolg die Blindenschule und wurde in der Bürstenmacherei und in der Musik (Klavier und Orgelspiel) ausgebildet.

Ob ist 38 Jahre alt und wurde ohne Augäpfel geboren. Ihre Ausbildung erfolgte in der Blindenanstalt. Sie beherrscht den sprachlichen Ausdruck und versucht sich in der Dichtkunst. Ihren Lebensunterhalt findet sie, nachdem sie die Gesellenprüfung als Bürstenmacherin mit „gut" bestanden hat, als selbständige Handwerkerin.

Von den Instruktionen hatte die für den S-tag der VR I die folgende Form: „Heben Sie von den Gewichten, die vor Ihnen stehen, zuerst das rechte (linke), dann das linke (rechte), und beurteilen Sie das zu zweit gehobene Gewicht im Vergleich zum zuerst gehobenen." Die Instruktion für den S-tag der VR II lautete: „Sagen Sie zunächst immer, wo der grosse Kasten steht; heben Sie dann zuerst den grossen (kleinen), dann den kleinen (grossen) Kasten und sagen Sie mir, ob der zu zweit gehobene Kasten „leichter deu"ich" . . . . ist als der zuerst gehobene!" Aus der letzten Instruktion geht hervor, dass unsere Vpn bei der Durchführung des S-tages der VR II das Chg betasten sollten, damit sie den Grösseneindruck dieses Gewichtes erhielten, der ja Voraussetzung für das Zustandekommen der Täuschung ist. Wie verhielten sie sich nun dabei? Am Anfang des ersten Versuchstages wurde das Chg noch eingehender abgetastet; dann traten die Tastbewegungen immer mehr zurück. Die Vpn begnügten sich damit, mit beiden Händen den Kasten von den Seiten aus anzufassen. Noch vor Schluss der Hebungen des ersten Versuchstages genügte es ihnen schon, wenn sie mit der linken Hand die Deckfläche des Kastens berührten, während die rechte Hand den Griff erfasste. Später wollten sie auch das nicht mehr tun und mussten gelegentlich an die Instruktion erinnert werden. Sie erklärten, das Chg auch ohne besondere Tastbewegungen zu erkennen. Beim Anfassen des Griffes hatten sie an der „Standfestigkeit" (Gb) oder an „einem besonderen Gehörseindruck" (Fb) ein Merkmal dafür, ob der Kasten gross oder klein war. Diese Merkmale reichten für sie hin, sich den Kasten „zu denken". „Ich fasse", sagte Fb am 5. Tage, „in Gedanken den Kasten von den Seiten an und hebe ihn. Dann ist mir so, als wenn es ein wenig in den Armen zieht. Beim Klavierspielen habe ich auch solch ein Ziehen; es ist dann aber mehr in den Händen." Und Gb bemerkte am 7. Versuchstage: „Wenn ich an den Griff fasse, drücke ich ein wenig nach unten und vorne. Kippt der Körper nicht, dann ist er gross. Und wenn ich den grossen Körper hebe, dann finde ich, dass er sich nicht so gut ausbalancieren lässt, wie ein kleiner. Ich denke mir, die Luftsäule drückt beim Heben doch anders auf ein grosses als auf ein kleines Gewicht. Jedesmal, wenn ich auf das Gewicht des gehobenen Kastens achten muss, denke ich mir auch den grossen Kasten in meiner hebenden Hand. Ich weiss dann eigentlich nicht genau, was ich einmal alles an ihm getastet habe; ich weiss nur so im Allgemeinen, dass er gross ist und fühle in den Armen ein bestimmtes Drücken oder Ziehen". Diese Selbstbeobachtungen lassen erkennen, dass bei beiden Vpn im Verlauf der Versuche der Grösseneindruck des Chg phänomenologisch als Vorstellung (Fb) oder als Bewusstheit [1] (Gb) gegeben war, sobald sie durch einen Reiz für den Tastsinn (Gb) oder durch einen solchen für den Gehörssinn (Fb) auf den grossen Kasten gewiesen wurden. Der Sinnesreiz wurde das Signal zur Reproduktion der Vorstellung bezw. zum Erleben der Bewusstheit. Bei Gb wurde das unanschaulich gegebene Wissen um das Chg auch beim Heben des V gegenwärtig. Sie hob in der 2. Zeitlage und brauchte, da auch sie, wie die Vpn Nb und Mb (Kap. II, Abschnitt A) dazu neigte, das Urteil schon von dem zuerst gehobenen V aus festzustellen, jene Bewusstheit zum Finden des Schwereurteils.

Dass der Bl. hier anders vorgeht als der Sehende, erscheint offenkundig. Er befindet sich ja bei Charpentierversuchen auch in einer ganz anderen Lage als dieser. Dem Sehenden ist der Grösseneindruck des Chg in der visuellen Wahrnehmung gegeben, er drängt sich ihm auch während des Hebens immer

---

[1] N. A c h, Ueber die Willenstätigkeit und das Denken. Göttingen, 1905. (abgek. W. u. D.) S. 210 ff.

wieder auf. Der Bl. ist durch die Instruktion wohl auch auf die sinnliche Anschauung hingewiesen; diese kann aber a l s s o l c h e nicht beharren, sobald er die Hände fortzieht. I n f o l g e - d e s s e n i s t e r g e z w u n g e n, v i e l m e h r m i t d e m E r i n n e r u n g s b i l d d e r s i n n l i c h e n A n s c h a u u n g z u a r b e i t e n a l s d e r S e h e n d e. Diese Loslösung vom sinnlichen Eindruck scheint sich in Bezug auf die Täuschung nicht als ein Nachteil geltend gemacht zu haben. Zwar haben wir in unseren Versuchen nicht Sehende den Bl. gegenüber-gestellt, die Täuschung drückt sich aber bei uns in so ansehn-lichen Beträgen aus, dass wir behaupten können: beim Feststellen des Schwereurteils an den S-tagen der VR II ist hier die Grösse des Chg stark wirksam gewesen.

Vp	Zeit-lage	U	n	S-tag der VR I				S-tag d. VR II		Diff.
				abs. Z.	%	r abs. Z.	r %	abs. Z.	%	zw. Kol. 5. u. 9.
		k(kk)	72	5ı(27)	71	49	68	72(51)	ı00	+21
Fb	1	zw(gı)	24	38(29)	158			27(20)	113	—11
		g(gg)	72	79(56)	109	68	95	69(37)	96	—10
		k(kk)	72	65(24)	90	64	89	88(59)	123	+23
Gb	2	zw(gı)	24	16(14)	67			6(4)	25	—10
		g(gg)	72	87(43)	121	70	97	74(28)	103	—13

Tab. 13.

Wir wenden jetzt unsere Aufmerksamkeit den Urteilen zu, die wir in T a b. 13 zusammengestellt haben. Es werden dort in Kol. 5 alle Urteile genannt, die sich auf das G und in Kol. 9 diejenigen, die sich auf das Chg beziehen; die in Klammern beigefügten Zahlen bedeuten die Deutlichkeitsurteile, die in den davorstehenden Zahlen bereits enthalten sind. Die Prozentzahlen rechts von den genannten Kolumnen beziehen sich auf das Verhältnis der tatsächlich abgegebenen Urteile zu den unter n (Kol. 4) genannten möglichen richtigen Urteilen. Die Kol. 7 u. 8 nennen die Zahlen für die r-Fälle bei den zum S-tag der VR I ausgesprochenen Urteilen. Wir lesen darnach in der obersten Horizontalkolumne der Tabelle, dass Fb stets in der ersten Zeitlage hob und das G 51 mal „leichter" nannte als die V. Bei diesen 51 k Urteilen hatte er 27 mal „leichter deutlich" gesagt. Diese 51 Urteile machen 71 Prozent der möglichen richtigen k Urteile aus. Von den 51 Urteilen waren 49 richtige Urteile, also 68 Prozent der möglichen richtigen k Urteile. Das Chg wurde 72 mal für „leichter", darunter 51 mal für „leichter deutlich" gehalten als die V, also genau so oft, als richtige k-Urteile möglich sind. In Bezug auf das Chg werden darnach 21 k-Urteile mehr gebraucht als in Bezug auf das G, was auf die Täuschung zurückzuführen ist.

Vergleichen wir bei jeder Vp die Urteilszahlen in Kol. 5 miteinander, dann bemerken wir bei beiden Vpn den negativen Typ (Fb: 51 k < 79 g; Gb: 65 k < 87 g). Die grössere Zahl der zw-Urteile bei Fb und auch die für ihn geltenden Zahlen

der Kol. 7 u. 8 scheinen für eine geringere Unterschiedsempfindlichkeit zu sprechen als die entsprechenden Zahlen bei Gb. Es
beträgt das arithmetische Mittel aus den Prozentzahlen für die
r-Fälle bei Vp Fb 81,5 und bei Vp Gb 93. Wir sind aber nicht
berechtigt, diese Differenz nur der verschiedenen Unterschiedsempfindlichkeit zuzuschreiben ; sie kann, nach unseren Erfahrungen in Abschnitt A dieses Kapitels, auch dadurch bedingt
sein, dass mit der zweiten Zeitlage dem Bl. günstigere Voraussetzungen für das Finden richtiger Schwereurteile gegeben sind
als mit der ersten Zeitlage.

In Bezug auf die ChT lassen sich unsere Vpn nicht direkt
vergleichen, weil für sie nicht dieselben Versuchskonstellationen
galten ; bei beiden Vpn tritt aber die ChT deutlich hervor in
der Abnahme der g-Urteile und in der Zunahme der k-Urteile
an den S-tagen der VR II. Wenn wir die Differenzen für die
k- und die g-Urteile (Kol. 11) addieren, dann drückt sich die
Täuschung für Gb in der zweiten Zeitlage durch eine grössere
Zahl aus, als die für Fb in der ersten Zeitlage (36 > 31).
Vorausgesetzt, es wären sonst alle Bedingungen die gleichen,
dann müsste dieser Unterschied der Beträge für die Täuschung
nur durch die verschiedene Zeitlage bedingt sein. Die Margaritzky'schen Untersuchungen haben hinsichtlich der Täuschungs-
beträge auch eine Bevorzugung der zweiten Zeitlage ergeben.
Bei den Sehenden war die Aufmerksamkeit durchweg auf das
zu zweit gehobene Gewicht gerichtet. So wurde in der zweiten
Zeitlage die Auffassung der Grösse des Chg begünstigt, und
das musste die Täuschung steigern. Ob bei den Bl. die Erscheinung, dass die Täuschung bei Gb in der zweiten Zeitlage
grösser war, als bei Fb in der ersten Zeitlage, nicht anders zu
begründen ist, lassen wir dahingestellt. Das könnte erst auf
Grund weiterer experimenteller Untersuchungen festgelegt
werden, die jedoch mit diesen beiden Vpn nicht mehr angestellt
werden konnten.

Von einer weiteren Auswertung der Urteile sehen wir ab
und möchten nur bemerken, dass die ChT sich bei unsern
Vpn als besonders hartnäckig erwies. Wir liessen bei wissent-
lichem Verfahren G und Chg miteinander vergleichen. Als die
Vpn die Gewichte zum ersten Male hoben, meinten sie, der
VI müsste sich geirrt haben. Auch nachdem sie selbst beide
Kästen gewogen hatten, meinten sie, „es könne nicht mit rechten
Dingen zugehen." [1]

---

[1] Wir möchten nicht verfehlen, auf eine Einstellung der Vp Fb hinzuweisen, die in methodologischer Hinsicht Beachtung verdient. Fb sagte am 5.
Versuchstage : „Ich dachte zu sehr an die Grösse des grossen Kastens und
achtete beim Heben des kleinen Kastens dann zu wenig auf das Gewicht." Es
muss danach mit der Möglichkeit gerechnet werden, dass die Vorstellung des
Chg beim Bl. zu lange im Blickpunkt des Bewusstseins beharrt und der
Gewichtseindruck vernachlässigt wird. Exakte Untersuchungen, die gleichzeitig
mit Bl. und Sehenden durchzuführen wären, könnten erweisen, wie die Tatsache,
dass der Grössenei druck des Chg dem Bl. während des Hebens des V nur in
der Vorstellung gegenwärtig sein kann, in den qualitativen Ergebnissen einen
Ausdruck findet.

Unsere Versuche haben trotz der kleinen Basis, auf die wir sie stellten, und trotz der fragmentarischen Darstellung ihrer Ergebnisse, die Feststellungen von R i c e [1]) betätigen und ergänzen können. Das besondere Resultat, das sie zeitigten, liegt in der gleichen Richtung wie unsere Feststellungen in Abschnitt A dieses Kapitels

Wir sehen als Ergebnisse der Gewichtsversuche sichergestellt: Unsere bl. Vpn zeigten nicht die generelle Urteilstendenz.

In Bezug auf andere Gesetzmässigkeiten waren typische Abweichungen von dem Verhalten Sehender nicht bemerkbar.

Die Unterschiedsempfindlichkeit unserer bl. Vpn war im allgemeinen grösser, die Uebungsfähigkeit geringer als die der sehenden.

Die Bl. unterliegen auch einer beharrlichen Charpentier'schen Täuschung.

Die Beurteilung von Gewichtsunterschieden durch Bl. wird entscheidend beeinflusst durch die Neigung, die Aufmerksamkeit besonders auf das zuerst zu hebende Gewicht zu richten. Diese Neigung führt dazu, dass in der 2. Zeitlage unmittelbar der spezielle absolute Eindruck des zuerst gehobenen Vergleichsgewichtes das Urteil bestimmt, ohne dass das Heben des Grundgewichtes abgewartet wird. Es scheint dies damit zusammenzuhängen, dass der Bl. gezwungen ist, mehr mit dem Erinnerungsbild der sinnlichen Anschauung zu arbeiten als der Sehende (S. 95), sodass der spezielle absolute Eindruck rascher zur Entwicklung kommt als beim Sehenden (S. 88, 91 f).

Kapitel III.

Versuche nach der Ach'schen Suchmethode.

Abschnitt I. Vorbemerkungen.

In Kap. I haben wir das Aufdecken von Eigenschaften der Blindenpsyche als das allgemeine Ziel unserer Untersuchungen bezeichnet und auf die Notwendigkeit der Untersuchung von komplexeren psychischen Funktionen hingewiesen. Jetzt wollen

---

[1]) J. F. R i c e, The size-weight illusion among the blind, Stud. from the Yale Psycholog. Laboratory, Vol. V, 1897.

wir unsere Vpn veranlassen, sich geistig vielseitiger zu betätigen, indem wir sie durch 3 VA nach der Ach'schen SM leiten lassen [1]). Bei den Reihen A und B halten wir uns an die methodischen Grundsätze, die Ach bei der Ausbildung der SM zur Anwendung brachte und passen sie nur unseren besonderen Zwecken an. Zur Reihe C bilden wir eine Modifikation der SM aus. Auf den unterschiedlichen Charakter der einzelnen Reihen wird in besonderen Abschnitten eingegangen werden; hier wollen wir nur noch bemerken, dass mit der Folge der Reihen in Bezug auf die Anforderungen an die Vpn ein Fortschreiten vom Leichten zum Schweren gegeben werden sollte.

D i e v o n u n s v e r w e n d e t e n K ö r p e r.

Zu Versuchen mit Bl. konnten nicht ohne weiteres die Körper aus Ach's VA übernommen werden. Einmal war es nicht möglich, die Namen an den Pyramiden so zu festigen, dass sie ohne Lageveränderung dieser Körper von dem tastenden Finger gelesen werden konnten, und dann mussten die verschiedenen Farben für den Bl. durch andere Merkmale ersetzt werden. Statt der Pyramidenform wählten wir die Prismenform. Da die neue Form das Volumen der alten haben sollte, mussten die Masse für Grundkante und Höhe geändert werden. Um den bl. Vpn die Möglichkeit zu geben, da, wo die Sehenden nach Farben unterscheiden, eine entsprechende Differenzierung durchzuführen, wurden die Körper mit Papier unterklebt, das bei den verschiedenen Einheiten deutlich von einander unterschieden werden konnte. Die Körper hatten unten einen ihrer Form entsprechenden Rand aus Pappstreifen. Bei den grossen Körpern war der Rand 8, bei den kleinen 6 mm breit und überall 2 mm hoch. Dieser Rand sollte verhüten, dass die Unterklebung die von ihm umrahmt wurde, den Tisch berührte und sich abnutzte. Die gelben Körper waren mit feinem, die roten mit grobem Sandpapier unterklebt. Für die blauen Körper war ein dickeres Papier verwendet, wie es die Bl. beim Schreiben der Brailleschrift benutzen. Es war auf der Punktschrifttafel so mit erhabenen Punkten versehen, dass diese mit 1 cm Abstand die Fläche füllten. Damit die Punkte durch den tastenden Finger nicht zu schnell ausgedrückt würden, musste das Papier mit einer Schellacklösung überzogen werden. Die grünen Körper hatten wohl den Rand, aber keine besondere Unterklebung. Spezielle Angaben über Maße, Gewicht, Unterklebung und Namen der Körper bringt T a b. 14.

An den Kopf der Vertikalkolumnen setzen wir eine Zeichnung der Körper und fügen die Ausmaße hinzu. Wir bemerken, dass sich die Körper der Grösse nach ziemlich gleichmäßig abstufen. Unter jeder Zeichnung sehen wir die Kolumne in 3 Rubriken gespalten. Unter I lesen wir die vollständigen Namen der Körper,

[1]) N. A c h, Ueber die Begriffsbildung, Bamberg 1921.

die sie bei der letzten Differenzierung tragen, unter II bringen wir die Abkürzungen, die wir in der Darstellung gelegentlich verwenden, wenn wir einen bestimmten Körper kurz bezeichnen wollen, und unter III geben wir das Gewicht der Körper an. Die Bezeichnungen für die Grundstufe und die 1. Differenzierung, die die Grösse und die Schwere als wesentliche Merkmale begreifen, sind wie bei A c h die Namen: gazun, taro, ras, fal. Wir müssen hier bei allen Namen die Anfangsbuchstaben klein schreiben, weil wir für die Bl. in der Braille'schen Punktschrift keine Grossbuchstaben zur Verfügung haben. Für den Teil des Namens, der die Unterklebung betrifft, wählten wir dreilautige Silben, in denen auch, wie bei Ach's zweilautigen, die die Farbe betreffen, ein Hinweis auf die Tastqualität gefunden werden kann (gla = glatt, fein = feines Sandpapier, rob = grobes Sandpapier, pun = Punkte). Die Abkürzungen zu II sind aus den vollständigen Namen zu I zu verstehen. Es wird stets der Anfangsbuchstabe der Silbe, die die Tastqualität bezeichnet, dem Buchstaben, der auf Gewicht, Grösse und Form des Körpers hinweist, angefügt. Es bedeuten danach z. B. 𝔚g den grossen leichten Würfel mit glatter Grundfläche, Wg den grossen schweren Würfel mit glatter Grundfläche, 𝔚f den grossen leichten Würfel, der eine Unterklebung von feinem Sandpapier besitzt usw. Bei dem Gewicht der Körper ist zu bemerken, dass die Zylinder der beiden Grössengruppen schwerer sind als die Prismen, aber leichter als die Würfel.

Unsere Schilder.

Die Namen der Körper, die von den Vpn in der EP gelesen werden sollten, waren mit der Picht'schen Brailleschriftmaschine auf bestes Punktschriftpapier geschrieben und auf Schilder geklebt. Die Schilder bestanden aus Holz; durch einen Streifen Furnierholz waren zwei dünne Nägel getrieben, und auf diesen Streifen war ein anderer geleimt. Bei den grossen Kästen waren die Schilder 7 cm lang, 1,3 cm breit und 0,2 cm dick; bei den kleinen betrugen die entsprechenden Masse 9,5, 1,2 und 0,2 cm. Die Bezeichnungen der Körper konnten, nachdem die Pappschachteln an der Deckfläche mit Löchern versehen worden waren, bequem mit Hilfe der Nägel aufgesteckt werden. Die Schilder wurden bei den Würfeln und Prismen 2 mm hinter der vorderen Deckkante angebracht, bei den Zylindern gingen sie durch die Mitte der Deckfläche und liefen bei den Aufstellungen der Körper stets parallel zur Längskante der Tischplatte. Die Schriftverteilung war derart, dass die Wörter gazun, ras, taro, fal die Mitte der Schilder einnahmen, wenn sie allein standen, dass sie aber bei den zusammengesetzten Namen ihren Platz mehr nach rechts fanden. Für die Pappstreifen mit den Namen musste eine feste Unterlage gewählt werden, wenn der Bl. so lesen sollte, wie er es gewohnt ist. Dass die Schilder immer ihren bestimmten Platz erhielten, war durch die VA geboten.

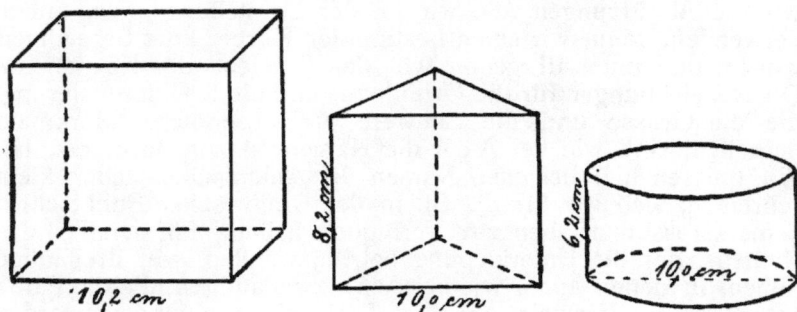

I	II	III	I	II	III	I	II	III
gla ras I	𝔚g	70	gla ras II	𝔓g	38	gla ras III	ℨg	42
gla gazun I	Wg	325	gla gazun II	Pg	190	gla gazun III	Zg	235
fein ras I	𝔚f	73	fein ras II	𝔓f	39	fein ras III	ℨf	47
fein gazun I	Wf	350	fein gazun II	Pf	200	fein gazun III	Zf	290
rob ras I	𝔚r	80	rob ras II	𝔓r	40	rob ras III	ℨr	46
rob gazun I	Wr	348	rob gazun II	Pr	188	rob gazun III	Zr	262
pun ras I	𝔚p	78	pun ras II	𝔓p	37	pun ras III	ℨp	44
pun gazun I	Wp	415	pun gazun II	Pp	240	pun gazun III	Zp	246

Tab. 14.

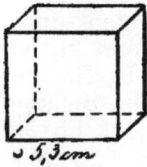

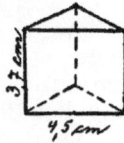

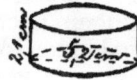

I	II	III	I	II	III	I	II	III
gla fal I	ɯg	16	gla fal II	pg	7	gla fal III	ӡg	10
gla taro I	wg	65	gla taro II	pg	25	gla taro III	zg	34
fein fal I	ɯf	17	fein fal II	pf	8	fein fal III	ӡf	8
fein taro I	wf	60	fein taro II	pf	26	fein taro III	zf	28
rob fal I	ɯr	18	rob fal II	pr	9	rob fal III	ӡr	11
rob taro I	wr	73	rob taro II	pr	28	rob taro III	zr	36
pun fal I	ɯp	15	pun fal II	pp	6	pun fal III	ӡp	9
pun taro I	wp	56	pun taro II	pp	32	pun taro III	zp	38

Tab. 14.

Ein Suchen nach dem Namen hätte den Gang der Versuche stören müssen.

Die Versuchspersonen.

Ueber die Vpn N, H, Nb, Bb, Mb, machten wir bereits die notwendigen Personalangaben, ebenso über die Vp Fb. Alle genannten Vpn liessen wir Gewichtsbeurteilungen und auch Versuche nach der SM durchführen. Bei den Vpn H, Nb und Fb gingen die Gewichtsversuche, bei den Vpn N, Bb und Mb die Uebungen nach der SM vorauf. Zwischen den Betätigungen nach den beiden Methoden lag bei den Vpn N, H, Fb, Nb eine Zeitspanne von etwa $\frac{1}{2}$ Jahr, bei den Vpn Bb und Mb eine solche von etwa 4 Wochen. Die 6 Vpn, deren Personalangaben wir nun bringen, wurden nur zu Versuchen nach der SM herangezogen. Wir beginnen mit einer kurzen Charakteristik der Sehenden, fügen dann eine eingehendere der Halbblinden und zuletzt eine solche der Totalblinden an.

T ist Blindenlehrer und wird 50 Jahre alt. Charakteristisch ist für ihn eine nicht gewöhnliche schauspielerische Begabung

M ist auch Lehrer. Zur Zeit der Versuche vollendete er das 45. Lebensjahr. Er betätigt sich gerne und sehr geschickt an der Hobelbank. Dazu ist er ein guter Musiker.

Thb ist 15 Jahre alt. Seine Sehkraft hat seit dem 3. Lebensjahre durch Schichtstar so gelitten, dass er in der gewöhnlichen Volksschulklasse nicht unterrichtet werden kann. Er sieht auf dem linken Auge mehr als auf dem rechten und kann mit einer Brille gut Farben unterscheiden. Bei 10 cm Entfernung kann er die Blindenpunktschrift mit den Augen lesen. Thb ist Schüler der 1. Klasse der Blindenschule und reicht an den Durchschnitt gerade noch heran.

Lhb ist auch Schüler der 1. Klasse und steht im 15. Lebensjahre. Er kam mit 9 Jahren von der Volksschule zur Anstalt, weil sich das Sehvermögen infolge grauen Stars so verschlechtert hatte, dass bei Ueberanstrengung der Augen der Verlust der Sehkraft befürchtet wurde. Während der Versuche konnte er nur auf dem rechten Auge und in einer Entfernung von 2 Metern farbige Gegenstände erkennen. Die Blindenpunktschrift las er in einer Entfernung von 20 cm. Nach den Versuchen ist er mit so gutem Erfolg operiert worden, dass seine Entlassung aus der Anstalt erwogen wird. Seine Schulleistungen sind gleichmässig befriedigend.

Cb hat ein Alter von $14\frac{1}{2}$ Jahren. Sie kam vor kurzem von der Blindenanstalt Soest hierher. Ihre Personalakten besagen, dass ihr Retinitis pigmentosa angeboren ist. Sie ist eine etwas nervöse Schülerin der 1. Klasse und fällt durch die Gewandtheit und Sicherheit ihrer Bewegungen angenehm auf.

Db erblindete im 10. Monat nach heftigem Fieber an Buphthalmus. Rechtzeitig in die Blindenanstalt eingeliefert und gut beanlagt, konnte er sich eine gediegene Volksschulbildung aneignen. Da er musikalisch gut beanlagt war, erhielt er Gelegenheit zur Ausbildung im Klavier- und Orgelspiel. Er besuchte dann das Konservatorium und bestand am Akademischen Institut für Kirchenmusik zu Charlottenburg die Prüfung als Organist und Chordirigent. Im Alter von 28 Jahren erwirbt er jetzt seinen Lebensunterhalt durch Musikunterricht.

Bei welchen Reihen die eben charakterisierten Vpn Verwendung fanden, darüber gibt Tab. 1 Auskunft.

Abschnitt 2.

R e i h e A.

I. D a s b e s o n d e r e Z i e l d i e s e r R e i h e.

Die Reihe A sollte vor allem Gelegenheit bieten, die Brauch-
barkeit der vorher beschriebenen Mittel bei Versuchen mit Bl.
zu erweisen. Wir konnten von einer Untersuchung Sehender
absehen, weil wir die SM ähnlich handhaben wie A c h und in
dessen Untersuchungen Vergleichsresultate vorliegen. Wir werden
den Totalblinden hier aber Halbblinde, die die Blindenanstalten
in grosser Zahl bevölkern und jenen oft unberechtigter Weise
gleichgestellt werden, gegenüberstellen.

II. Z u m A u f b a u d e r R e i h e A.

Unsere Reihe A ist eine Zusammenfassung der Reihen 3,
9, 13 bei Ach. Wir geben über unsere VA eine Uebersicht in
T a b. 15. Wir glaubten, den eigentlichen Versuchen am ersten
Tage einen V o r v e r s u c h vorangehen lassen zu müssen,
weil wir zunächst annahmen, dass die Bl. bei der ersten Berührung der Versuchskörper diese würden genauer abtasten
wollen, was die zu erstrebende gleichmässige Durchführung der
Versuche behindert haben würde.

Die eigentlichen Versuche, in Tab. 15 als H a u p t v e r s u c h e
bezeichnet, beschäftigten die Vpn in Einübungs-, Such- und
Prüfungsperiode. Wir bringen in Tab. 15 eine eingehendere
Uebersicht zur EP und zur SP. Zuerst nennen wir den jeweiligen
Versuchstag und geben in Kol. 2 die Stufe der Differenzierung
an; in Klammern fügen wir die wesentlichen Merkmale bei, die
die Differenzierung ermöglichen. In Kol 3 machen wir die
Gruppe der Körper namhaft, an der jeweils die Zuordnung der
Zeichen zu den Körpern geübt wird. Wir sehen, dass, bis auf
die letzte Aufstellung am 5. Tage, die Vp sich zu gegebener
Zeit nur mit einer Tastqualitäteneinheit zu beschäftigen hatte;
nämlich am 1. Tage nur mit der Einheit gla, am zweiten Tage
zunächst mit der Einheit fein, dann mit der Einheit rob u. s. f.
Am Schluss des 5. Tages stehen gleichzeitig 2 Einheiten (pun
und gla) vor der Vp. Mit Ausnahme der Einheit pun, die an
den ersten beiden Versuchstagen fehlt, lassen wir jede dieser
Einheiten in der EP insgesamt 3 mal auftreten. Die Folge der
Einheiten ist permutiert. Von den jeweils verwendeten Bezeichnungen für die 12 Körper einer Tastqualitäteneinheit nennen
wir in Kol. 4 der Einfachheit halber nur die für W. Zur Bezeichnung der Ordnung (Kol. 5) verwenden wir die Buchstaben
a, b, c in der Weise, dass a die normale, b die vertauschte und
c die bunte Ordnung bedeuten. Zu diesen Buchstaben gehören
die Ziffern der nach rechts benachbarten Spalte, die angeben,
wie oft das Durchheben einer Einheit erfolgte.

Hauptversuche.

Die Uebungen 1.) der Einübungs- und 2.) der Suchperiode (1—5. Tag).

Tag	St. d. Diff. (wes.Merkm.)	1 Einübungsperiode (EP)				2. Suchperiode (SP)	
		Gruppe d. Körper	Name für W	Ordn	Zahl d. H.	Gruppe d. K.	Aufgaben
1.	Grundst. u. 1. Diff. (Gr. u. Schw.)	Einheit gla	gazun	a b c	2 2 2	Wie EP	gazun! fal! ras! ?
2.		fein	„	a b c	2 2 1	Einheit gla, fein	taro! ras! fal! ?
		rob		a b c	2 1 1	fein, rob, gla, pun	gazun! fal! taro! ?
3.	2. Diff. (Tastqual , dazu Gr.u.Schw.)	pun	pun gazun	a b c	2 2 2	Wie EP	pun ras! pun taro! pun fal! ?
		rob	rob	a b c	2 2 1		rob gazun! rob fal! rob ras! ?
4.		fein	fein	a b c	2 2 1	fein, rob	rob taro! fein fal! fein ras! fein gazun!
		gla	gla „	a b c	2 1 1	pun, gla, rob, fein	pun gazun! fein taro? gla ras! gla fal!
5.	3. Diff. (Form, dazu Tastqualit. Gr. u. Schw.)	rob	rob gazun I	a b c	2 2 2	Wie EP	rob taro II! rob gazun I! rob ras III!
		fein	fein „	a b c	2 2 1	rob, fein	fein taro I! rob fal III! fein gazun II! fein fal I!
		pun u. gla	pun „ „ gla „ „	a b c	2 1 1	pun, fein, rob, gla	pun ras II! gla gazun III! gla fal II! pun taro III! fein ras I!

Tab. 15.

Für die SP stellen wir in bunter Ordnung die Körper auf, die wir in Kol. 7 erwähnen. Die Vp hat unter 1, 2 oder 4 Einheiten die geforderten Körper herauszusuchen. Die Suchaufgaben nennen wir in der letzten Kolumne. Das Ausrufungszeichen, das hinter den Namen steht, soll anzeigen, dass hier die Begründungsfrage gestellt wird; das Fragezeichen vertritt die Frage: „Was bleibt übrig?" Die Suchaufgaben sind so ausgewählt, dass bei jeder Differenzierung die Beachtung der wesentlichen Merkmale gleich oft herausgefordert wurde. So treten am 5. Tage bei der 3. Differenzierung die drei Formen (Würfel, Prisma, Zylinder) in den Suchaufgaben je viermal auf. Wir fordern z. B. den Würfel mit rob gazun I, fein taro I, fein fal I, fein ras I. Auf die EP und die SP folgte als III. Teil der Hauptversuche die Prüfungsperiode, deren Fragen bezw. Aufgaben wir in der folgenden Uebersicht darstellen.

3.) Prüfungsperiode (PP; 6. Versuchstag).
1. Sind die ras kleiner als die fal?
2. Sind die taro schwerer als die fal?
3. Was bedeutet gazun?
4. Erzähle von fein ras, rob ras und gla ras!
5. Ist rob taro grösser als fein fal?
6. Sage etwas über fal I, taro I und gazun I!
7. Wieviel gibt es von : gla ras? II? taro? rob? gazun I? pun III?
8. Unterschiede pun fal I und rob ras III!
9. Sage was Dir einfällt auf : gazun! fein fal! glatt! pun taro II! leicht! fein! III! gross! taro! rund! rob gazun! pun! Würfel! gla ras I! fein gazun IV! kleines dünnes Blatt Papier!
10. Teile die Dinge ein, die Du bei unsern Versuchen kennen lerntest!
11. Wo waren die Schilder angebracht?
12. a. Vergl. die Schwere von pun gazun I mit der von gla gazun I!
    b. Hebe die Körper, die vor Dir stehen und beurteile ihr Gewicht!

Während wir den Vpn in den SP in sich gleichbleibenden Formen die Aufgaben stellen, geben wir ihnen in der PP, wie die Uebersicht erkennen lässt, durch umfassendere Aufgaben, die nach Form und Inhalt wechseln, Gelegenheit nachzuweisen, ob und wie sie das in den Versuchen gegebene Material geistig verarbeiteten. Wir stellen hier ausser der Unterscheidungsaufgabe 8, deren Lösung ein Zurückgehen auf die Objektvorstellungen von bestimmten einzelnen Objekten nötig macht, Aufgaben, bei denen ein Zusammenfassen oder Gliedern der Körper nach bestimmten Eigenschaften die Voraussetzung einer richtigen Lösung ist. Die Reaktionen auf die unter 9. genannten Reizworte werden die gesamte Einstellung der Vpn zu den Versuchen besonders beleuchten müssen. Bei der Aufgabe 10 soll die Vp eine gegliederte Uebersicht über das erarbeitete Material aufzeigen. Sie wird zunächst zur freien Darstellung aufgefordert und nur dann, wenn die Lösung lückenhaft ist, wird der VI die Ergänzungsfragen stellen : „Was kannst Du über die Grösse (Gewicht, Unterklebung, Form) genaueres sagen?" Die letzten beiden Aufgaben der PP betreffen Beobachtungen speziellerer Art, die durch die VA nicht begünstigt wurden Im 1. Teil der Aufgabe 12 operiert die Vp mit Vorstellungen, im 2. Teil mit den Körpern selbst.

III. Der Vorversuch.

a) Bemerkungen zur Einrichtung des Vorversuchs.

Der Vorversuch dauerte nicht länger als 20 Sekunden, damit die Vpn nicht Feststellungen machten, die die VA erst für später in Aussicht nahm. Die Vp wurde so an den Tisch, auf dem die in normaler Ordnung aufgestellten 12 Körper der Einheit gla standen, herangeführt, dass unmittelbar vor ihr Wg stand. Sie erhielt dann die Instruktion: „Stelle schnell fest, was vor Dir auf dem Tisch steht. Ich werde Dich dann sogleich fragen, was Du gefunden hast."

b) Beschreibung und Erklärung des Verhaltens der Vpn.

Nb streckt die Hände vor und legt seine rechte Hand auf die Deckfläche von W, mit der linken greift er, wie um nach anderen Körpern zu suchen, noch weiter nach links, umfasst dann W von links und beginnt hierauf sogleich mit dem greifenden Tasten [1]). Die rechte Hand geht dann auch zum Tasten über. Die einzelnen Tastbewegungen, die sich als Greifen, Gleiten, Umspannen charakterisieren lassen, werden selten von beiden Händen gleichzeitig ausgeführt. Gewöhnlich beginnt die eine Hand eine Tastbewegung und die andere führt sie fort. Nicht immer werden begonnene Tastbewegungen zu Ende geführt; die Bewegungen, die auf die Feststellung verschiedener Merkmale an dem Tastobjekt abzielen, lösen einander immer wieder ab. Es fällt bei der Vp auf, dass sie das synthetische Tasten [2]) stark vernachlässigt, dafür aber das Drucktasten [3]) stark bevorzugt. Sie scheint auf die Form des Körpers weniger zu achten, als auf das Material, aus dem er gefertigt ist. Während die linke Hand noch tastet, greift die rechte plötzlich nach rechts weiter, die linke folgt sogleich, um Tastbewegungen an den übrigen Körpern der vorderen Reihe auszuführen. Dann kehrt Nb zu W zurück und tastet dessen Grundfläche ab. Darauf legt er den Körper auf die Handfläche der rechten Hand und prüft im schleudernden Heben sein Gewicht [4]). Dann wird W an seinen Platz gestellt und Z von oben erfasst und mehrmals gehoben. Während nun die rechte Hand über die Körper nach rechts hinstreicht, hat die linke Hand nach hinten zu getastet und erfasst 𝔚. Die rechte Hand greift nun von z nach 𝔷 hinüber und streicht über die Deckflächen der Körper der hinteren Reihe hinweg. Jetzt wird ℨ herausgegriffen und genauer betastet. Vp Nb stellt den Körper wieder zurück, hält ihn aber noch mit der rechten Hand fest, berührt mit der linken W, 𝔚, P und nimmt Z

---

[1]) Z e c h , Zur Lehre vom Tasten. Die Blindenschule, Danzig 1918, S. 2 ff.
[2]) H e l l e r , a. a. O. S. 15 ff.
[3]) Z e c h , a. a. O. S. 4.
[4]) Nb hatte vorher als Vp bei Gewichtsversuchen mitgewirkt (vergl. Tab. 1.)

aus der Reihe heraus, um die erfassten Körper bei schleudern-
dem Heben inbezug auf ihr Gewicht miteinander zu vergleichen.
Flüchtig werden hierauf w, p, z betastet und in der Reihenfolge
z, p, w gehoben. Schliesslich kehrt die Vp zu' Z zurück.

Cb zeigt im Ganzen ein ähnliches Verhalten. Sie hatte
schon früher die zweite Reihe bemerkt und darum Anfang und
Ende der beiden Reihen eher festgestellt als Nb. Cb hebt die
Körper weniger häufig auf und springt ferner rascher von einem
Körper zum andern, beschäftigt sich aber auch am längsten mit W
und wendet am Schluss ihre Aufmerksamkeit besonders Z zu.

Ganz anders verhalten sich die beiden Vpn mit den Sehresten.

Lhb erfasst W von der Seite aus mit der rechten Hand
und zieht den Körper ein wenig nach vorne. Dann legt er die
linke Hand auf den Körper, neigt sich mit nach links gedrehten
Kopf über die beiden Körperreihen und überblickt die Aufstellung.
Er hebt hierauf W, betastet flüchtig die Grundfläche, setzt den
Körper ab und hebt ihn mehrmals wieder. Dann sieht er, von
links beginnend, die einzelnen Körper genauer an, hebt Z und
tastet unten und überblickt die Reihen wieder. Zuletzt hebt er
ß heraus.

Thb hantiert an den Körpern noch weniger als Lhb. Er
besieht sich die Körper mit nach rechts gedrehtem Kopfe, fasst
nur Z an und dreht diesen Körper ein wenig.

Das verschiedenartige Verhalten der beiden Gruppen von
Vpn spiegelt sich auch in den f r e i e n D a r s t e l l u n g e n
wieder, die der VI durch die Aufgabe veranlasste: „Erzähle
mir nun, was Du alles auf dem Tische fandest und was Du
bemerkt hast!" Die Vpn antworteten in folgender Weise:
Nb : „Auf dem Tisch standen Würfel, dreiseitige Säulen und
   runde Säulen. Manche Körper waren mehrmals da. Die
   Körper sind aus Pappe gemacht und mit glattem Papier
   überzogen. Unten hatte der Würfel einen Rand. In
   manchen Körpern war etwas drin, denn sie waren schwer."
   (Frage des VI : „Ist Dir sonst noch etwas aufgefallen?")
   „Die runden Säulen waren so niedrig. Links war ein
   grosser Würfel und rechts war eine kleine runde Säule."
Cb : „Ich habe auf den Körpern Quadrate, Dreiecke und Kreise
   gefunden. Einige Figuren waren klein. Manche waren
   auch schwer. Unten war ein Rand. Zuerst stand der
   grosse Würfel." (Frage des VI wie bei Vp Nb) „Die runden
   Körper waren wie Schachteln."
Lhb:„Es waren da Würfel, dreiseitige Säulen und so wie runde
   Schachteln. Die Schachteln sind so wie runde Säulen,
   aber sie sind niedriger. Die Körper waren rot, nein grün."
   (Frage der VI) „Manche hatten unten einen Streifen auf-
   geklebt."

Thb: „Ich habe gefunden Würfel, dreiseitige Säulen, runde Säulen,
kleine Würfel und andere kleine Körper. Die Körper
hatten blankes grünes Papier." (Frage des VI) „Es waren
grosse und kleine Körper. Erst standen zwei grosse und
dann immer kleinere."

Wir sind nicht berechtigt, gewisse Eigentümlichkeiten, die
wir während des Vorversuchs an den Vpn bemerkten, als gesetzmässige Erscheinungen bei Bl. und Halbblinden anzusprechen.
Dazu ist die Handhabung der Methode zu roh und die Zahl
der Vpn zu gering. Immerhin treten auch schon bei dieser
kurzen Betätigung einige t y p i s c h e   E i g e n t ü m l i c h -
k e i t e n deutlich hervor.

Es kann nicht wundernehmen, dass die Halbblinden von
ihren Sehresten ausgiebigsten Gebrauch machen. Lhb benutzt
die linke Hand wenig und die rechte nur dann, wenn es gilt,
das durch das Gesicht Festgestellte gelegentlich zu verifizieren.
Thb tastet überhaupt nicht. Es ist bemerkenswert, dass Lhb,
dessen Sehstärke nach ärztlicher Feststellung grösser ist als die
von Thb, vom Hilfsmittel des Tastens Gebrauch machte. Wir
erklären diesen Sachverhalt damit, dass Lhb erst seit einem
operativen Eingriff vor drei Monaten wesentlich besser sehen kann.

Bei den Totalblinden hoben wir schon hervor, dass das
synthetische Tasten, das die Auffassung der Form ermöglicht,
gegenüber den analysierenden Tastbewegungen stark zurücktrat
Das wird aber nicht auffällig bleiben, wenn wir bemerken, dass
die Vpn im Geometrieunterricht, der in der Blindenschule
besonders gepflegt wird, alle Körperformen kennen gelernt
hatten. Es musste sich also hier um ein Wiedererkennen
handeln und um ein Konstatieren von Unterschieden zu dem
Zwecke, die neue Art der Gattung unterzuordnen. Im Unterricht hatten die Vpn ausschliesslich Holzkörper unter den Händen
gehabt, die sich in Bezug auf die Grössenverhältnisse bei Würfel
und Prisma nur wenig von den Versuchskörpern unterschieden.
Auffallend war der Unterschied hinsichtlich der Zylinder, die
im Unterricht wesentlich höher und schlanker gewesen waren.
Wir müssen zudem beachten, dass die Zylinderform auch als
Lebensform aufgetreten war. Wie die freie Darstellung beweist,
haben Cb und Lhb sich an Schachteln erinnert. Hieraus erklärt
es sich, dass alle Vpn bei der Zylinderform relativ lange verweilten.

Es könnte auffallen, dass keine der Vpn Angaben über
die Zahl der Körper machte. Wenn wir annehmen, dass das
Zählen ein Bemerken einer Gruppe von Einheiten voraussetzt,
so konnte hier nicht gezählt werden, weil die Zeit zu kurz
war, um die Einheiten klar aufzufassen. Das lag auch keineswegs im Sinne des Vorversuchs.

c) M e t h o d o l o g i s c h e s.

Am Schluss der Vorversuche legen wir uns die Frage
vor, ob der Zweck des Vorversuchs, die Körper nur ganz ober-

flächlich kennen lernen zu lassen, erreicht wurde. Eine Antwort auf diese Frage wird zugleich Antworten auf jene in sich schliessen, ob solche Vorversuche notwendig oder ob sie schädlich sind. Es scheint erwiesen, dass die Vpn die Körper im allgemeinen kennen lernten. Wir dürfen annehmen, und die Hauptversuche dieser Reihe bestätigen es, dass spezielle Tastakte, wie sie an unbekannten Körpern von bl. Vpn vorgenommen werden, die Vpn bei den Hauptversuchen nicht ablenken werden. Hat nun aber die Vp nicht etwa Beobachtungen gemacht, die den eigentlichen Versuchen vorbehalten sind? Es ist doch sicher so, dass alle Vpn mehr beobachtet hatten, als sie in der freien Darstellung angaben. Befangenheit und Ungeübtheit sind mit Schuld daran, dass sie nicht alles erzählten. Auf die ganz allgemeingehaltene Frage des VI wussten ja alle noch etwas zu sagen. Werden aber Erfahrungen vorweggenommen, dann sind Vorversuche gefährlich, da sie die Einheitlichkeit der Bedingungen für die Hauptversuche stören. Wir sahen, dass der einzelne Körper für die Vpn eine starke Bekanntheitsqualität besass und dass die Vpn sich mit dem Körper, soweit er für sich allein erkannt werden muss, nicht eingehender beschäftigten. Die endgültige Entscheidung der Fragen, die wir in Bezug auf den Vorversuch stellen, wird erst eine Reihe bringen können, bei der der Vorversuch wegfällt.

IV. Die Instruktionen bei den Hauptversuchen.

Von den Instruktionen, die den eigentlichen Versuchen voraufgingen, war die allgemeine die gleiche wie bei Ach[1]). Die spezielle Instruktion der EP lautete : „Vor Dir stehen Körper, wie Du sie vorhin auf dem Tisch fandest. Jeder Körper hat jetzt noch ein Schild auf seiner Deckfläche. Du sollst nun bei jedem Körper das Folgende ausführen : Zunächst liest Du laut, was auf dem Schild steht, dann hebst Du sogleich mit der rechten Hand den Körper und betastest seine Grundfläche. Du tust das alles zunächst immer an einem Körper aus der vorderen und dann sogleich an dem dahinterstehenden Körper der hinteren Reihe. Beginne mit dem Körper, der links vor Dir steht!"
Am 2. Tage wurde diese Instruktion ganz wiederholt, sonst, besonders auch bei instruktionswidrigem Verhalten, wurde auf sie hingewiesen. Für die SP lautete die Aufgabestellung : „Stelle das heraus, was ein Schild mit gazun (ras   .) hatte. Du darfst auch nach dem Herausstellen die Körper heben." Die Bemerkung : „Das ist richtig (falsch) !" machte der VI stets nach der Lösung der ersten Aufgabe der SP, wo die Beachtung eines zum ersten Mal auftretenden wesentlichen Merkmals nötig wurde, also nach der ersten Aufgabe des 1., 3. und 5. Tages. Im Verlauf der Versuche wurde sonst nur die Bemerkung : „Das ist nicht richtig!" sinngemäss angewandt.

---

[1]) A c h , Begriffsb. S. 59.

Konnte eine Vp in einer SP mehrere Aufgaben (Suchaufgaben und Begründungsaufgaben) nicht lösen, dann musste die entsprechende EP wiederholt werden.

V. Verhalten und Leistungen der Vpn bei den Hauptversuchen.

a) Allgemeines Verhalten während der EP.

Nb hatte den Teil der Instruktion, der den beiden Händen bestimmte Betätigungen zuweist, mit erkennbaren Bewegungen der Hände und Arme begleitet. Zu Beginn der EP streckt er beide Hände vor und stösst auf W, ergreift mit der linken Hand den Körper und fährt an ihm aufwärts, so, dass der Daumen auf der vorderen, die Finger — der kleine ist nicht beteiligt — auf der hinteren linken Seitenkante entlang gleiten. Die rechte Hand, die auf die Deckfläche des Körpers gelegt worden war, hatte das Schild gefunden. Es wird nun der linke Zeigefinger vor den Anfang des zu lesenden Wortes gelegt und verbleibt zunächst in der Ruhelage, während der Zeigefinger der rechten Hand einige gleitende Bewegungen über das Wortbild hin ausführt. Dann gehen beide Zeigefinger über die einzelnen Lautzeichen hin, wobei die analysierenden Bewegungen des Zeigefingers und des Mittelfingers der linken Hand auffallen. Nach 7 Sekunden wird dann zaghaft „gazun" ausgesprochen. Nb hebt jetzt den Körper und tastet 4 Sekunden lang mit kreisenden und streichenden Bewegungen an dessen Grundfläche. Schon am 2. Körper führt er jene Bewegungen nicht in gleicher Weise aus. Die Finger werden nun von hinten rechts nach vorne links über den Boden des Körpers hingezogen; von der zweiten Runde ab werden sie nur noch unten angelegt. Beim Lesen gibt es jedesmal ein Stocken, wenn neue Wortbilder auftreten. Die Lesezeiten für die am ersten Tage zum erstenmal zu lesenden Zeichen betrugen bei dieser Vp für gazun 7", ras 3", taro 4", fal 2". Das Lesen der schon einmal gelesenen Wörter geht wesentlich schneller vor sich. Ein längeres Verweilen gab es während der zweiten Runde bei der normalen Ordnung des ersten Tages. Nb hatte ɯ bereits abgesetzt, hob diesen Körper dann wieder und schnell, mit der linken Hand auch noch w [2]). In der ersten Runde der vertauschten Ordnung stutzte die Vp bei ℬ und ȝ, die jetzt einen andern Platz hatten [3]). Bei der bunten Ordnung, die wir in zweireihiger Aufstellung boten [4]), führt er die geforderten Tätigkeiten gleichmässig ruhig

---

[1]) Der VI hatte das als instruktionswidrig zu rügen.
[2]) Wir hatten P gegen ℬ und z gegen ȝ vertauscht. Vergl. Ach, Begriffsbild. S. 42.
[3]) Wir mussten die Aufstellung hier ändern, weil es sonst vorgekommen wäre, dass der Bl. Körper übersehen hätte. Eine gesetzmässige Folge der Körper haben wir hier bei der bunten Ordnung noch nicht verwendet.

aus; nur greift er jetzt und auch an den folgenden Tagen stets noch nach links, um sich zu vergewissern, ob er wirklich den Anfang der Aufstellung vor sich hat. Als am 2. Tage Körper mit andersartiger Unterklebung eingeführt wurden, mehrten sich die Tastbewegungen, um dann wieder schnell zurückzutreten. Lesen und Tasten vollziehen sich im weiteren Verlauf der Versuche unter immer einfacheren Begleiterscheinungen. Am 4. Tage beginnt Nb plötzlich mit dem linken Zeigefinger zu lesen. Er fasst jetzt mit der rechten Hand den Körper bereits während des Lesens, oft auch schon, bevor der linke Zeigefinger gelesen hat. Lesen und Heben erfolgen nun schneller als vorher; die Vp hat die ihr angemessene zweckmässigste Form für die in der EP geforderte Tätigkeit gefunden. Am 4. Tage liest Nb einmal „fein" statt „pun".

Cb weicht in ihrem allgemeinen äussern Verhalten nicht wesentlich von Nb ab; sie geht nur flüchtiger, nervöser vor. Gleich von Anfang an liest sie mit dem rechten Zeigefinger. Am 4. Tage neigt sie dazu, nur den ersten Teil des Namens zu lesen, das Uebrige nach Heben und Tasten selbst zu finden. Wenn sie einen Körper anfasst, weiss sie bereits, ob er leicht oder schwer ist. Sie erklärt, dass „die gazun beim Anfassen ein anderes Geräusch vernehmen lassen, als die ras" [1]), und dass sie schon beim Handauflegen merke, ob ein Körper „fest dasteht oder nicht", woraus sie dann schliesst, dass er schwer oder leicht sei. Auch Cb hat zunächst „fein" statt „pun" gelesen.

Das Verhalten der Halbblinden ist kaum anders wie das, das sie beim Vorversuch gezeigt hatten.

Lhb hält sich beim Lesen des ersten Namens gleichfalls relativ lange auf, erledigt dann die Arbeiten der EP, wie wir später in Tab. 16 sehen werden, wesentlich schneller als Thb. Die Grundfläche betastet er von vornherein sehr flüchtig und muss wiederholt an die Instruktion erinnert werden, damit er sie überhaupt berührt.

Thb liest mit beiden Händen. Nachdem er sich 10" mit dem Tastlesen des ersten Wortes abgemüht hat, nimmt er das Auge zur Hilfe. Das tut er bei andern Wörtern nicht mehr. Er führt besonders am ersten Versuchstage die Tätigkeiten recht langsam aus und überblickt während der zweiten Runde bei der vertauschten Ordnung wiederholt die ganze Aufstellung. So verfährt er auch später öfters, besonders vor Beginn einer EP. Am 5. Tage liest er zunächst nicht die Zahlen mit.

Es war vorauszusehen, dass die beiden Gruppen der Vpn in ihrem allgemeinen Verhalten während der EP nicht so stark von einander abweichen würden, wie bei dem Vorversuch. Die spezielle Instruktion determinierte ihre Tätigkeit und diese vollzog sich, bis auf das gelegentliche Zuhilfenehmen des Sehrestes bei den Halbblinden, unter den gleichen äusseren Formen. Zu

---

[1]) Vergl. das Verhalten der Vpn Fb und Gb in Kapitel 2 Absch. B.

dem oben erwähnten besonderen Verhalten, das einzelne Vpn während der EP zeigten, haben wir nun Stellung zu nehmen. Es muss zu Beginn der ersten EP die relativ lange Zeit auffallen, die besonders von den Vpn Nb, Lhb und Thb zum Lesen des ersten Namens benötigt wurde. Sie betrug für Nb 7", für Lhb 8" und für Thb 12", während Cb mit 3" auskam. Die Schwierigkeit, die im Aufbau des Wortbildes gegeben war, musste von unsern Vpn, Thb ausgenommen, gleich schnell überwunden werden können, weil sie die gleiche Leseflüchtigkeit [1]) besitzen. Wir hatten, um diese festzustellen, vor Beginn der Vorversuche von unsern Vpn den gleichen unbekannten Prosatext [2]) in Vollschrift 5 Minuten lang lesen lassen und als durchschnittliche Minutenleistungen gefunden: bei Nb 85 Worte = 362 Zeichen, bei Cb 90 Worte = 383 Zeichen, bei Lhb 83 Worte = 356 Zeichen und bei Thb 42 Worte = 185 Zeichen. Diese Zahlen geben uns für die drei einander gleichwertigen guten Leser nicht den Schlüssel zur Erklärung jener überlangen Lesezeiten, die für das erste gazun gebraucht wurden, auch wenn wir beachten, dass das unbekannte Wort eine Zerlegung des Wortbildes nötig machte. Verstanden können diese Zeiten nur werden aus der Sinnlosigkeit des Materials. Alle Vpn glaubten zunächst sinnvolle Wörter erlesen zu müssen. So bemerkte Thb: „Ich dachte, ich habe mich verlesen; gazun ist so ein komisches Wort." Diese l a t e n t e E i n s t e l l u n g a u f s i n n v o l l e s M a t e r i a l [3]) trat bei Cb nicht so stark in die Erscheinung, weil sie sehr viel liest und dabei schon öfters Fremdwörtern begegnet ist, die sie nicht sogleich verstanden hatte.

Wie sehr das erste Lesen der Namen die Gesamtzeiten für die erste EP bestimmte, ersehen wir aus T a b. 16.

Ordnung	Gesamtzeiten f. d. Vpn					Durchschnittszeiten f. d. Vpn			
	Run-de	Nb	Cb	Lhb	Thb	Nb	Cb	Lhb	Thb
normal	1.	1' 20"	1'00"	1'10"	2'30"				
	2.	1' 05"	55"	55"	2'00"	1'13"	1'00"	1'03"	2'15"
ver-tauscht	1.	1' 10"	55"	1'00"	1'50"				
	2.	1' 05"	45"	55"	1'45"	1'08"	48"	58"	1'48"
bunt	1.	1' 10"	50"	55"	2'10"				
	2.	1' 10"	40"	50"	2'15"	1'10"	45"	53"	2'13"
Summe		7' 00"	5'05"	5'45"	12'30"	1'10"	51"	58"	2'05"

Tab. 16.

Die Werte für die erste Runde der normalen Ordnung sind bei allen Vpn grösser, als die für die zweite Runde. Dies gilt ebenso für die vertauschte Ordnung, wenn auch hier die

---

[1]) B ü r k l e n, a. a. 0. S. 54 ff.

[2]) Lesebuch für deutsche Blindenschulen, VI. S. 27 ff.

[3]) K o f f k a, Zur Analyse d. Vorst. u. ihrer Gesetze, Leipzig 1912. S. 308 ff.

Differenzen nicht mehr so gross sind. Bei der bunten Ordnung sind die Namen schon so bekannt, dass die zweite Runde nicht mehr im Vorteil ist. Die Summe der Gesamtzeiten und auch die Durchschnittszeiten bei sämtlichen 6 Runden, welche in der untersten Horizontalkolumne aufgeführt sind, lassen erkennen, dass Cb am schnellsten, Thb am langsamsten mit der EP fertig wurden.

Wir erwähnten vorhin, dass die Vpn Nb und Cb am 4. Tage „fein" statt „pun" gelesen haben. Die Wortbilder dieser beiden Namen haben in der Blindenpunktschrift eine gewisse Aehnlichkeit [1]. Durch die gründlichen Untersuchungen von Bürklen ist erwiesen, dass beim geübten Blinden das f l i e s s e n d e Tastlesen durch die Auffassung ganzer Wortbilder möglich wird. Die Simultanauffassung kann nun bei ähnlichen Lautzeichenkomplexen den Leser leicht irreführen. Bei den genannten Vpn perseverierte „fein", das am Tage vorher aufgetreten war, so stark bei dem Abtasten von „pun", dass es dem neuen Sinneseindruck illusionären Charakter gab.

b) A l l g e m e i n e s V e r h a l t e n w ä h r e n d d e r S P.

Das Benehmen unserer Vpn während der EP lässt Schlüsse auf ihr voraussichtliches Verhalten in der SP zu. Der VI, der die Vpn zudem bereits vom Schulunterricht kannte, konnte mit einiger Sicherheit voraussagen, ob eine Vp imstande sein würde, die Aufgaben der SP zu lösen. Die arbeitende Psyche tat sich in mancherlei Ausdrucksbewegungen kund, die bei den Bl. wohl weniger deutlich hervortraten, als bei den Halbblinden, dem aufmerksamen Beobachter aber kaum entgehen konnten. Die mimischen Bewegungen fielen bei den Totalblinden fast ganz aus [2], dafür verriet die Haltung des Kopfes, die Art, wie ein Körper gehoben, wie ein gelesenes Wort ausgesprochen wurde, bei Cb auch gesteigerte unwillkürliche Bewegungen der Augäpfel, wie eine Vp bei den Betätigungen innerlich beteiligt war.

Nach dem Hören der Suchaufgabe verhielten sich Nb und Thb zunächst ganz ruhig und lösten die Aufgabe dann eben so ruhig. Lhb und besonders Cb zeigten sich nervös und korrigierten sich öfters.

Unsere bisherigen Darlegungen, insbesondere auch die Tab. 16, lassen vermuten, dass die Vpn Cb und Lhb zunächst versagen könnten. Sie konnten tatsächlich die Aufgaben der ersten SP des ersten Tages nicht lösen und mussten daher die EP wiederholen. Infolge der Wirksamkeit der sukzessiven Attention [3] erfolgte dann die richtige Zuordnung. Wäre die

---

[1] fein =   . , pun = : . . . :
[2] S a n t e d e S a n c t i s, Die Mimik des Denkens. 1906. S. 143 ff.
[3] F r i e d e r i c i, Ueber die Wirksamkeit der sukzessiven Attention. Unters. z. Psych. u. Phil. II, 4, 1913.
A c h, W. u. D. S. 245 ff., ferner Begriffsb. S. 63 ff.

Aufmerksamkeit dieser Vpn durch die VA von vornherein in eine bestimmte Richtung gelenkt worden, dann hätte Cb, nachdem sie das erste „das ist nicht richtig!" des VI gehört hatte, nicht sagen können: „Ich dachte, Sie wollten nur das Lesen prüfen." Bei dieser Vp wurde diese besondere Einstellung allerdings dadurch begünstigt, dass sie oft und lange liest, weil die Lesetätigkeit an sich einen hohen Reiz für sie hat. Wir haben sie aber nicht jenen Lesern zuzuzählen, bei denen die Freude am Lesen in die extreme Form des „Lesesiechtums" übergeht. Auch Lhb war vom Lesen zunächst nicht losgekommen. Er hatte dann, wie er als Entschuldigung für sein Versagen bei der ersten Suchaufgabe spontan erklärte, auch auf die unterklebten Streifen geachtet und sich Gedanken darüber gemacht, wie man sie unten angebracht hätte. Dieses Umherirren der Aufmerksamkeit hatte ihn zu einem Auffassen gemeinsamer wesentlicher Eigenschaften und ihrer Zuordnung zum Zeichen nicht kommen lassen [1]).

Wir beachten nun, wie die einzelnen Vpn die Suchaufgaben lösten. Zunächst probieren sämtliche Vpn alle aufgestellten Körper durch und stellen, sobald sie dabei einem geforderten Körper begegnen, diesen heraus. Diese Art des Herausstellens verlassen zunächst Nb und Thb mit der zweiten Suchaufgabe. Thb überblickt nun die Reihen und sucht nach Körpern bestimmter Grösse, die er dann hebt und, sobald er sie für die geforderten hält, herausstellt. Während Thb planlos in den Reihen nach bestimmten Körpern sich umsieht, beginnt Nb mit der vorderen Reihe links, um in der hinteren von rechts aus weiterzufahren, und beachtet nur die Grössen, die für die Aufgaben in Frage kommen. Sind die geforderten Körper herausgestellt, dann wird nicht noch weiter herumprobiert. Aus diesem Verhalten der Vpn Nb und Thb geht hervor, dass sie schon von der zweiten Suchaufgabe ab das Z ä h l e n als Hilfsmittel zur Lösung der Aufgabe verwenden [2]). Bei Cb begegnen wir dem Zählen erst bei der 5., bei Lhb erst bei der 7. Suchaufgabe.

Die herausgestellten Körper werden von den Halbblinden anders behandelt als von den Bl. Die Halbblinden stellen sie zu einer Gruppe zusammen, überblicken sie und stellen gelegentlich auch durch Heben fest, ob sie die richtigen sind. D i e B l i n d e n l e g e n k e i n e n W e r t d a r a u f, d a s s d i e K ö r p e r, d i e s i e h e r a u s s t e l l t e n, i n e i n e r ü b e r - s i c h t l i c h e n g e s c h l o s s e n e n G r u p p e z u s a m m e n - s t e h e n u n d k ü m m e r n s i c h n i c h t w e i t e r u m s i e. Dass sie die O r d n u n g s p r i n z i p i e n beim Herausstellen durchaus vernachlässigen, erscheint darnach verständlich.

---

[1]) Dieses durch die VA möglich gewordene Verhalten veranlass'e uns, in den folgenden Tabellen, die die Leistungen unserer Vpn übe blicken lassen, die erste EP des ersten Tages unberücksichtigt zu lassen.

[2]) Vergl. A c h , Begriffsb. S 90

Bei den Halbblinden prävalierte die Farbe als Ordnungsprinzip, obwohl sie durch die VA nicht begünstigt wurde [1]). Auch unter den W a h r n e h m u n g s k r i t e r i e n , die bei der Feststellung der Richtigkeit einer Aufgabelösung verwendet wurden, nimmt die Farbe bei ihnen einen bevorzugten Platz ein. Sie haben besonders am 3. und 4. Tage, als nach der Hinzufügung einer neuen Silbe (gla oder fein . . .) zu den Namen für Grundstufe und erste Differenzierung (gazun, ras, . .) die Tastqualität als wesentliches Merkmal der Körper Beachtung forderte, Assoziationen zwischen Tastqualität und Farbe gestiftet und bei der Lösung der Suchaufgaben die Farbe statt der Tastqualität als Wahrnehmungskriterium verwendet. Das ergibt sich daraus, dass sie beim Herausstellen der geforderten Körper gewöhnlich nicht deren Grundfläche abtasteten. Wenn ihnen die Verwendung der Farbe als Wahrnehmungskriterium bei der Feststellung der Richtigkeit der Aufgabelösung auch bequemer war, so zeigten sie doch bei den Begründungsantworten, dass sie nicht die Farbe, sondern die Tastqualität als wesentliches Merkmal der Dinge in den Namen ausgedrückt fanden; denn sie erwähnten die Farbe immer so nebenher in der Form eines Zusatzes. Bei den Bl. traten die Wahrnehmungskriterien gegenüber den mittelbaren i n t e l l e k t u e l l e n K r i t e r i e n stark zurück. Sie verwandten im hohen Masse Schlüsse per exclusionem. Das zeigte sich vor allem bei der Beantwortung der Fragen: „Was bleibt übrig?" Sie machten im Gegensatz zu den Halbblinden selten (Cb) oder nie (Nb) von der Erlaubnis Gebrauch, die herausgestellten oder die übriggebliebenen Körper zu heben. Wenn am 3. Versuchstage bloss eine Tastqualitäteneinheit, z. B. nur Körper mit punktierter Grundfläche, vor ihnen stand, wurden in der SP nur die ersten Körper unten abgetastet; es wurde dann vorausgesetzt, dass auch die andern Körper die gleiche Unterklebung hatten.

Bemerkenswert ist das Verhalten der Vpn bei der 4. Suchaufgabe des 2. Tages gegenüber den noch nicht eingeführten Körpern der Einheit pun. Von den Halbblinden stellte Lhb die Körper dieser Einheit sogleich mit heraus, Thb dagegen überhaupt nicht. Nb suchte, da er nach Hinwegstreichen über die aufgestellten Reihen annahm, dass 48 Körper (4 Einheiten) vor ihm ständen, 12 Körper heraus. Da er aber nicht unten getastet hatte, konnte er nicht bemerken, dass Körper unter ihnen waren, die er bisher nicht unter den Fingern gehabt hatte. Cb meinte nur 3 Einheiten vor sich zu haben, und stellte daher bloss 9 Körper heraus, unter denen sich ein pun-Körper befand. Weil sie gelegentlich nach der Unterklebung fasste, war ihr die neue Tastqualität an dem pun-Körper aufgefallen; sie hatte gestutzt, nach einigem Zögern dann aber den Körper doch herausgenommen[2]).

---

[1]) A c h , Begriffsb. S. 96.
[2]) Vergl. Ach, Begriffsb. S. 79.

Unsere bisherigen Ausführungen über das Verhalten der
Bl. bei den Betätigungen nach der SM haben deutlich werden
lassen, dass die von uns bei den G e w i c h t s v e r s u c h e n
a n u n s e r n Bl. b e o b a c h t e t e e i g e n t ü m l i c h e E i n -.
s t e l l u n g d e n r e a l e n D i n g e n g e g e n ü b e r a u c h
h i e r b e s t a n d e n h a t. Dass Nb auf das Erinnerungsbild
eines Dinges statt auf das Ding selbst zurückgriff, ist nach den
Erfahrungen, die wir bei den Gewichtsversuchen mit ihm machten,
nicht verwunderlich. Nicht ganz so stark wie bei Nb tritt diese
Neigung auch bei Cb in die Erscheinung. Ob dieses Verhalten
unserer bl. Vpn ihre Leistungen beeinflusst, darauf werden wir
im Folgenden zu achten haben.

c) Die Leistungen unserer Vpn.

I. Die Leistungen in der SP.

Eine Uebersicht über die Leistungen der Vpn in der SP
bringen wir in T a b e l l e 17.

Stufen	Aufgaben		Vp	Nb	Vp	Cb	Vp	Lhb	Vp	Thb
	Art	n	r	f (u)	r	f (u)	r	f (u)	r	f (u)
Grundst.	S-A	6	6		4	2 (2)	6	3 (3)	6	
u. 1.	B-A	6	5	1 (1)	3	3 (3)	4	2 (2)	4	2(2)
Differ.	?	2	2		2		2		2	
2.	S-A	14	14		12	2	14		13	1
Differ.	B-A	14	12	2 (2)	10	4 (4)	11	3 (3)	10	4(4)
	?	2	2		2		2		2	
3.	S-A	12	12		10	2	10	2	11	1
Differ.	B-A	12	12		11	1 (17)	11	1 (1)	12	
Sa. absolut.		68	65		54		57		60	
Sa. in %			96		80		84		88	

Tab. 17.

Wir nennen die Stufen der Differenzierung und die Art
der Aufgaben (S-A = Suchaufgabe, B-A = Begründungsaufgabe, ? = die Frage: „Was bleibt übrig?"). Bei jeder Vp ver-
merken wir die Zahl der richtigen und der falschen Lösungen.
Von den falschen Lösungen machen wir unter u in Klammern
die Zahl der unvollständigen Lösungen besonders namhaft.
Begründungsantworten, bei denen zu den wesentlichen Merk-
malen noch unwesentliche hinzugefügt werden, sollen als richtige
Lösungen gelten. Die S-A des 1. Versuchstages lassen wir,
wie bereits erwähnt, hier unberücksichtigt.

Wenn wir zunächst die Antworten auf die Fragen: „Was
bleibt übrig?" beachten, finden wir, dass alle Vpn diese Fragen
richtig beantwortet haben. Eigentlich falsche Lösungen kommen
nur bei den S-A vor. Bei den B-A sind die falschen Lösungen

stets unvollständige Lösungen. Dazu nehmen im Verlauf der Versuche die unentschiedenen (u) Lösungen hier stetig ab. Am 5. Tage bemerken wir nur noch bei 2 Vpn (Cb und Lhb) je eine u-Lösung. Nb weist als einzige Vp keine ganz falsche Lösung auf. Er zeigt auch, wie aus den absoluten und den Prozentzahlen der Reaktionen hervorgeht, die besten Leistungen ; die schlechtesten bemerken wir bei Cb. Addieren wir die absoluten Zahlen der r-Fälle bei den Bl. und stellen sie der Summe der entsprechenden Zahlen bei den Halbblinden gegenüber, so finden wir, dass die Bl. den Halbblinden kaum merklich überlegen sind (Bl = 119, Halbbl. = 117 r). Wir beachten nun

2.) Die Leistungen in der PP.

Die Leistungen unserer bl. Vpn in der PP machen es gewiss, dass die sinnlosen Silben auf den Schildern ihnen zu Trägern einer signifikativen Bedeutung[1]) geworden waren, dass sie Beziehungen entdeckt und Komplexe gebildet hatten, dass sie mit den neuen sinnvollen Worten ein begriffliches Ordnungssystem aufzubauen imstande waren. Die Fragen 1, 2, 5. u. 8 der PP, die auf die Feststellung der erfolgten Zuordnung der Grundeigenschaften zu den Zeichen abzielen, wurden von allen Vpn richtig beantwortet. Die Antworten auf die Frage bezw. Aufgabe zu 3 lassen erkennen, dass Nb, Nhb und Thb die Zeichen als Namen der Körper richtig verwenden, während Cb ihre Antworten auf die in Betracht kommenden Eigenschaften der Körper bezieht. So sagt Nb: „Gazun bedeuten die Würfel, die dreiseitigen Säulen und die runden Säulen, die gross und schwer sind;" Cb dagegen antwortet: „Gazun bedeutet gross und schwer." Analog ihrem Verhalten bei der Aufgabe 3 sprechen sich Nb, Nhb und Thb bei den Aufgaben 4 und 6 jedesmal über das den koordinierten Arten Gemeinsame aus und fügen dann noch die differentiae specificae hinzu. Es lautet z. B. die Lösung der Vp Nb zur Aufg. 4: „Fein ras, rob ras und gla ras sind gr. leichte Körper; sie unterscheiden sich durch die Grundfläche. Die fein ras haben feines Sandpapier, die rob ras grobes Sandpapier, die gla ras sind unten glatt" Cb aber stellt bei der Aufgabe 4 nur das Gemeinsame heraus, bei Aufgabe 6 gibt sie dann die die Wortbedeutung konstituierenden wesentlichen Merkmale an. Sie sagt zu Aufgabe 4: „Diese Körper sind leicht und gross" und zu Aufg. 6: „fal bedeutet leicht, l bedeutet Würfelform; taro heisst schwer und klein und l heisst auch Würfel; gazun l heisst Würfel, gross und schwer."
    Unsere besondere Aufmerksamkeit verlangen die Lösungen der Aufgaben 7, 9 und 10. Die Antworten unserer Vpn auf die Fragen unter 7 werten wir in Tab. 18.

---

[1]) A c h, Begriffsb. S. 99.

Wieviel gibt es von	Vp		Nb		Vp		Cb		Vp		Lhb		Vp		Thb	
	Lösung	Zeit	Lösung	Zeit	Lösung	Zeit	Lösung	Zeit	Lösung	Zeit	Lösung	Zeit	Lösung	Zeit	Lösung	Zeit
gla ras	r	18 „	-	-	r	21 „	r	21 „
II	r	25 „	f	15 „	f	14 „	r	28 „
taro	r	11 „	r	10 „	r	16 „	f	19 „
rob	r	6 „	r	5 „	r	9 „	r	15 „
gazun I	r	8 „	f	10 „	r	15 „	r	18 „
pun III	r	27 „	f	11 „	f	14 „	-	-

Tab. 18.

In der 1. Vertikalkolumne führen wir die Namen der Körper an, über deren Anzahl die Vpn aussagen sollten. Bei den Vpn notieren wir, ob die Antwort richtig (r) oder falsch (f) war und wieviel Sekunden vom Aussprechen der Aufgabe ab bis zur Antwort vergingen. Wir haben 2 Lösungen nicht werten können ; die eine, bei Cb, weil die Vp nach der Aufgabestellung durch Klopfen an der Tür gestört wurde, die andere, bei Thb, weil sie lautete: „Es hat gar keine Körper gegeben, die den Namen pun III hatten." Unter den 6 Aufgaben wurde nur die 4., die sich auf eine ganze Tastqualitäteneinheit bezog, von allen Vpn richtig gelöst. Besondere Schwierigkeit bot die letzte Aufgabe. Ihre Lösung setzt kombinierendes Denken voraus, weil „pun III" allein als Schild nicht aufgetreten war, sondern immer nur mit der Silbe, die die Grösse und Schwere des Körpers bezeichnet, z. B. mit gazun in pun gazun III. Nur Nb war imstande, sie nach relativ langer Zeit richtig zu lösen. Er ist auch die einzige Vp, bei der Fehlreaktionen nicht vorkamen. Den meisten Fehlreaktionen begegnen wir bei Cb, die die kürzesten Reaktionszeiten hatte. Sie mühte sich, wie die Zeiten bei den Fehlreaktionen erkennen lassen, nicht lange ab. Es gelang ihr anscheinend schwer, einen Ueberblick über die Körper zu gewinnen. Wir erinnern, dass sie beim Hören von Schildaufschriften (Aufg. 4) sich bestimmte Eigenschaften der Versuchskörper vergegenwärtigt hatte. Ob sie, wenn die Bezeichnung eines Dinges genannt wurde, stets auf das Ding selbst nicht rekurrierte, wird aus ihren Reaktionen auf die Reizworte (Aufgabe 9) hervorgehen müssen. Bevor wir uns der Aufgabe 9 zuwenden, stellen wir aus Tab. 18 noch kurz fest, dass die Bl. bei n=11, zusammen 8 r Fälle mit je 13" durchschnittlicher Reaktionszeit, die Halbblinden bei auch n=11 gleichfalls 8 r Fälle aber mit je 17" durchschnittlicher Reaktionszeit aufweisen. Das bedeutet eine kleine Ueberlegenheit der Blinden den Halbblinden gegenüber.

Die Antworten auf die Reizworte zu Aufgabe 9 bringt Tab. 19. Die erste senkrechte Kolumne dieser Tabelle führt die Reizworte auf, die der VI spricht, und die folgenden Kolumnen bringen die Antworten unserer Vpn.

Reizworte	Nb	Cb	Lhb	Thb
gazun	ras	ras	taro	schwer
fein fal	fein taro	gla fal	fein taro	fein ras
glatt	rauh	rauh	gla	gla Körper
pun taro II	pun fal I	pun taro III	pun taro III	pun gazun II
leicht	fal	schwer	schwer	fal
fein	rob	glatt	rauh	gla
III	Walze	IV	fein fal III	Schachtel
gross	gazun	klein	klein	gazun
taro	fal	gla taro	taro III	kl. schw. Körper
rund	runde Säule	eckig	r. Säule	gla gazun III
rob gazun	rob taro	fein gazun	rob gazun I	rob taro
pun	Punkte	rob	rob	punkt. Grundfl.
Würfel	I	Walze	dreis. Säule	gla gazun I
gla ras	gla gazun I	rob ras I	rob gazun I	gla fal II
fein gazun IV	kenne ich nicht	gla gazun IV	rob gazun III	unbek. Form
kl. dünnes Bl.		gr. dickes	gr. dickes	
Papier	fal	Bl. Papier	Bl. Papier	leicht

Tab. 19.

Wenn wir die Reaktionen der Vpn zu den Reizworten in Beziehung bringen, finden wir, dass die einzelnen Vpn sich in v e r s c h i e d e n a r t i g e r   W e i s e   z u   d e m   M a t e r i a l   e i n s t e l l t e n, das ihnen mit den Versuchen gegeben worden war.

Wenn Vp Cb auf „leicht" mit „schwer", auf „gross" mit „klein", auf „rund" mit „eckig", auf „III" mit „IV", auf „glatt" mit „rauh" auf „fein" mit „glatt" reagierte, wird nicht angenommen werden können, dass sie dabei auf bestimmte Körper reflektierte. Es liegt hier die Annahme näher, dass sprachliche Assoziationen aus früherer Zeit die Reaktionen bedingten. Dasselbe scheint auch der Fall zu sein, wenn diese Vp auf „pun taro II" mit „pun taro III", auf „rob gazun" mit „fein gazun", auf „gla ras I" mit „rob ras I" reagierte. Es liegt hier zweifellos ein einfaches sprachlich-motorisches Reproduzieren vor. Von den 16 Reaktionen möchten wir mindestens 10 zu dieser Gruppe rechnen. Dass Cb beim Hören der Namen nicht an bestimmte Körper dachte, bemerkten wir schon bei der Besprechung der Resultate zu den Aufgaben 4 und 9.

Ein der Vp Cb vollständig entgegengesetztes Verhalten tritt uns in den Reaktionen der Vp Nb entgegen. Bei dieser Vp finden wir ein einfaches sprachlich-motorisches Reproduzieren vielleicht einmal, nämlich da, wo sie auf „glatt" das Wort „rauh" ausspricht. Bei den anderen Reaktionen wird ein Zurückgehen auf den gemeinten Gegenstand offenkundig. Nicht das Wort an sich löst bereits die Aeusserung der Vp aus, sondern der Bedeutungsinhalt des Reizwortes ist für sie das Mittel, einen Gegenstand zu benennen, der zu dem mit dem Reizwort gemeinten Gegenstand irgend eine Beziehung hat. Wenn wir Cb dem W o r t t y p zuzählen, müssen wir Nb einen S a c h t y p nennen.

Einen ausgesprochenen Sachtyp haben wir auch in Thb vor uns, während das Verhalten der Vp Lhb für einen gemischten Typ zu sprechen scheint. Bezeichnend für die Sachtypen sind die Reaktionen auf das Vexierreizwort, das wir als letztes Reizwort gaben, und die lange Zeit, die sie hier zum Reagieren benötigten. Welche Rolle die besondere Art der Gedächtnisveranlagung bei den beiden Typen spielt, ob ferner durch ein Uebermass von Uebung Sachtypen zu Worttypen werden können und ähnliche Fragen sollen hier nicht entschieden werden. In jedem Falle dürfen wir die Sachtypen unter unseren Vpn wegen ihrer Leistungen bei den Versuchen sowohl, als auf Grund der vom Vl veranlassten Intelligenzschätzungen von seiten ihrer Lehrer, als eigentliche Denktypen ansprechen[1]).

Zur Aufgabe 10 haben die Sachtypen fast lückenlose Einteilungen der Körper gebracht. Der Worttypus Cb hat, ebenso wie Lhb, seine Darstellung nicht auf die Körper, sondern auf die Namen bezogen und sie so unvollständig gestaltet, dass die speziellen Fragen des Vl nötig wurden. Als Beispiele bringen wir die Lösungen der Vpn Nb und Lhb. Nb sagte: „Ich habe hier 48 Körper kennen gelernt. Sie waren aus Pappe und mit glattem Papier überklebt. Unten hatten sie verschiedenes Papier. Danach gab es 4 Gruppen. Die erste Gruppe waren die gla-Körper, die 2. die fein-Körper, die 3. die rob-Körper und die 4. die pun-Körper. Von jeder Gruppe waren 12 da. Bei jeder Gruppe waren grosse und kleine Körper, auch schwere und leichte. Von jeder Sorte waren 3 da: drei gazun, drei taro und drei fal. Die gazun waren immer gross und schwer, die ras gross und leicht, die taro unterscheide ich, weil sie klein und schwer sind, die fal, weil sie leicht und klein sind. Im ganzen gibt es 4. 3= 12 gazuns; auch von ras, taro und fal gibt es ebensoviel. Ich kann auch die Körper einteilen nach ihrer Form. Es gibt 3 Formen, das sind: Würfel, dreiseitige Säulen und runde Säulen. Von jeder Form gibt es grosse und kleine, leichte und schwere. Bei den gla-Körpern gibt es 4 Würfel, 4 dreiseitige Säulen und 4 runde Säulen. Im ganzen gibt es von jeder Form 16; denn 3. 16= 48.“[2]). Die Darstellung der Vp Lhb hat folgenden Wortlaut: „Ich kann die Namen verschieden einteilen. Zuerst habe ich gelesen: ras, gazun, taro, fal. Nachher kam noch immer etwas dazu. Zu-

---

[1]) In diesen Ausführungen ist eine Antwort auf Koffkas Frage: „Gibt es dingliche und nichtdingliche Typen?" inbezug auf die Blinden gegeben. Vergl. Koffka, Z. Analyse d. Vorst. u. ihrer Gesetze, 1912, S. 296.

[2]) Es könnte an dieser Stelle der Einwand gemacht werden, dass dieses Verhalten der Bl. ihrem bisherigen allgemeinen Verhalten widerspricht, sofern sie nämlich bisher sich gern und schnell von den Dingen loslösten, hier aber gerade auf die Dinge rekurrieren. Wir erinnern daran, dass wir bis jetzt immer nur von einem Abgehen in Bezug auf das sinnlich gegebene Ding sprachen, nicht aber von einem solchen in Bezug auf Vorstellungen.

letzt war noch eine Zahl bei den Namen." Auf weitere Fragen des Vl gibt Lhb dann richtige Antworten und zeigt damit, dass er sehr wohl den Sachverhalt kennt und überblicken kann, wenn er dazu besonders veranlasst wird. Seiner Eigenart aber liegt die Beachtung des Wortes näher als die der Sache.

Wir haben nun noch auf die Antworten zu den beiden letzten Fragen der PP einzugehen. Sie betreffen Erfahrungen unserer Vpn, die nebenher gemacht werden konnten. Auf die Frage: „Wo waren die Schilder angebracht?" gaben die Halbblinden keine bestimmte Autwort; die Antworten der Bl. aber waren richtig. Die Halbblinden hatten es nicht nötig gehabt, sich die Lage der Schilder zu merken; sie konnten sie ja immer wieder mit Hilfe des Sehrestes bequem auffinden. Die Bl. hatten sich den Platz der Schilder merken müssen, wenn sie nicht lange herumsuchen wollten. Die Aufg. 12 a der PP beantworteten die Vpn Cb, Lhb und Thb sogleich mit: „Sie sind gleich schwer." Nb dagegen, der vorher Vp bei Gewichtsversuchen gewesen war, sagte: „Ich habe auf den Gewichtsunterschied hier nicht besonders geachtet." Beim Heben der vor die Vpn gestellten Körper (12 b), auf die sich die Frage unter 12 a bezogen hatte, erfolgten nur richtige Antworten. Das Gewicht von Körpern, die als koordinierte Arten behandelt wurden, war in den EP und SP als unwesentliches Merkmal, durch die VA bedingt, nicht beachtet worden.

IV. Ergebnisse der Reihe A.

Wir merken als besonders beachtenswerte Ergebnisse der Reihe A an:

Bei der, während des Vorversuchs, durch die VA nicht geleiteten, freien Betätigung haben die Bl. sich eingehender mit den Körpern beschäftigt und darum auch mehr Erfahrungen gesammelt, als die Halbblinden.

Bei den Hauptversuchen, die durch die VA die Vpn leiteten, arbeiteten die Bl. im Gegensatz zu den Halbblinden bei der Lösung von Aufgaben weniger mit dem der sinnlichen Wahrnehmung gegebenen Gegenstand als mit seinem Vorstellungsbild; sie verwandten bei der Feststellung der Richtigkeit einer Aufgabelösung statt der Wahrnehmungskriterien fast ausschliesslich intellektuelle Kriterien und vernachlässigten die Anwendung von Ordnungsprinzipien dort, wo mit den Körpern selbst hantiert werden musste.

Bei den Bl. und den Halbblinden trafen wir Worttypen und Sachtypen an. Die Qualität der Leistungen der Vpn zeigte sich vom Typus abhängig, derart, dass der Sachtypus bessere Leistungen aufwies als der Worttypus.

Abschnitt 3.

Die Reihe B.

Die Aufgaben für die EP und die SP der Reihe A waren dadurch gekennzeichnet, dass sie immer unter den gleichen Formen auftraten; immer wieder sollten die Vpn in der EP lesen, heben, tasten und in der SP herausstellen und begründen. Es ist daher ganz natürlich, dass im Verlauf der Versuche eine Automatisierung erfolgte. Solange ein neuer Inhalt noch nicht ganz gefasst war, handhabe die Vp mit Aufmerksamkeit die ihr geläufigen Formen; war der Inhalt aber sicherer geistiger Besitz geworden, dann konnten wir gelegentlich, besonders bei Vp Nb am 2. Tage, beobachten, dass die Betätigungen, vor allem in der EP, mechanisch vor sich gingen. Bei der Reihe B sollen nun die Anforderungen an die Vpn gesteigert werden, um Verhalten und Leistungen der geistig dauernd angestrengt arbeitenden Blinden studieren zu können. Wir erreichen die Erschwerung der Aufgaben dadurch, dass wir ohne einen Vorversuch sogleich mit der Aufstellung der Körper nach einer bunten Ordnung beginnen und die normale und vertauschte Ordnung fortlassen. Unsere Vpn werden dann in der Aufstellung selbst keinen Hinweis auf Gleichartigkeiten der Körper haben; sie müssen vielmehr diese Beziehungen erst auf Grund längerer Tätigkeit auffinden. Um die Resultate der Reihe A mit denen der Reihe B, soweit bl. Vpn in Frage kommen, vergleichen zu können, lassen wir alle anderen Voraussetzungen der Reihe A auch für die Reihe B bestehen. Statt der Halbblinden stellen wir S e h e n d e den Bl. gegenüber.

I. Aufbau und Handhabung der VA.

Unsere Vpn sollten die Körper während der EP und auch während der SP sogleich in einer bunten Ordnung vor sich haben. Weil die Eigenart der Bl. es nötig machte, gingen wir von der bunten Ordnung, wie Ach sie verwendet hatte, ab und passten sie unseren besonderen Voraussetzungen an. Einmal machten wir sie übersichtlicher, indem wir die Körper, solange 2 Tastqualitäteneinheiten gebraucht wurden, in einer Reihe aufstellten und dann führten wir eine gesetzmässige Ordnung, die für die Vpn durchaus undurchsichtig blieb, bei der Aufstellung der einzelnen Körper durch.

Wir bauten die einfache bunte Reihe (12 Körper) so auf, dass wir Körper mit den gleichen Grundnamen (gazun, ras, taro, fal) nie nebeneinander stellten; auch liessen wir gleiche Formen derselben Grösse, z. B. W u. 𝔚 niemals direkt benachbart sein. Für den Tag der 3. Differenzierung galt die Regel, dass gleiche Formen überhaupt nicht zusammenstehen durften. Wenn wir am 2., 4. und 5. Versuchstag 2 oder mehr Tastqualitäteneinheiten boten, dann erfolgte noch ein Ineinanderschieben der Einheiten derart, dass die Reihenfolge der Rauheiten (Farben) permutiert war.

Beim Aufbau der bunten Ordnung gingen wir so vor, dass wir die **Namen** für die Grundstufe und die Stufe der 1. Differenzierung (gazun, ras, taro, fal) permutierten. Von den 24 möglichen Permutationen benötigten wir für die einfache Reihe 3, die wir nach dem folgenden Schema auswählten: 1, 8, 16; 2, 9, 17; 3, 10, 18 usw. Die Reihenfolge der so herausgestellten Permutationen wurde durch Permutierung der Plätze festgelegt, sodass die folgende Ordnung galt: 1, 8, 16; 9, 2, 17; 18, 3, 10 usw. Die Formenfolge wurde so bestimmt, dass zuerst die 3 Formen, dann die 6 möglichen Permutationen der Formenfolge permutiert und so fortlaufend an die vorher dargestellte Ordnung der Namen herangebracht wurden. Durch etwa nötig werdende Umstellungen verschafften wir unsern Anforderungen an die Reihen Geltung; insbesondere achteten wir auch darauf, dass eine Reihe nicht mit dem gleichen Körper beginnen durfte, mit dem die vorige geendet hatte.

Als Beispiel einer Aufstellung von 2 Tastqualitäteneinheiten bringen wir die 1. Aufstellung für die SP des 2. Versuchstages: wg, pf, ʒf, Pg, rwf, Pg, ʒg, wf, Wg, pf, Zf, zg, Wf, ʒg, wg, Pf, pg, Wf, pf, ʒg, rwf, Zg, zg, Pf.

Einen Ueberblick über die VA bringt die **Tabelle 20**.

Tag	St.d.Differ. (Wes. Merkm.)	EP			SP	
		Gruppe d. Körper	Name f. W.	Zahl d. Hebung	Gruppe d. Körper	Aufg.
1.	Grundst. u. 1. Differ. (Gr. u. Schw.)	Einh. gla	gazun	4	Wie in d. EP	Wie Reihe A
2.	„	„ fein	„	3	Einh. gla u. fein	„
		„ rob	„	2	Einh. fein rob, gla, pun	
3.	2. Differ. (Tastqual.)	pun	pun g	4	Wie EP	„
		„ rob	rob g	3	„	„
4.	„	„ fein	fein g	2	rob Einh. fein	„
		„ gla	gla g	2	„ pun gla, rob, fein.	„
5.	3. Differ. (Form)	„ rob	rob gl	4	Wie EP	„
		„ fein	fein gl	3	E. rob,fein	„
		„ pun	pun gl	2	„pun, fein	
		„ gla	gla gl		„rob, gla	

PP (6. Versuchstag) wie bei der Reihe A.

Tab. 20.

Die VA zur Reihe B zeigt im ganzen das gleiche Schema
wie die zur Reihe A (Tab. 15). Dass wir in Kol. 5 grössere
Zahlen für die Hebungen finden, versteht sich daraus, dass die
Einübung hier nur an der bunten Ordnung vollzogen wird.

II. Verhalten und Leistungen der Vpn [1]).

Von einer eingehenderen Darstellung des allgemeinen
Verhaltens unserer bl. Vpn können wir hier absehen, weil wir
viel von dem, was wir über die bl. Vpn der Reihe A sagten,
wiederholen müssten. Auffallende Unterschiede haben sich nicht
gezeigt.

Hinsichtlich des besonderen Verhaltens in der EP bemerken
wir für Bb, dass sie in der 1. Runde der 1. EP, wie aus
Tab. 21 ersichtlich ist, ziemlich langsam vorgeht. Die 2. Runde
führt sie dann schneller durch, um sich bei der 3. wieder länger
aufzuhalten. Auffallend lange verweilt sie in dieser Runde bei
w. Sie hält den Körper ganz regungslos fest, dann zeigt sich
plötzlich starker Nystagmus, und nun werden die Manipulationen
wesentlich schneller zu Ende geführt. Die Leistungen in der
1. SP berechtigen uns zu der Annahme, dass die Vp bei w die
Zuordnung endgültig vollzogen hat.

Runde	Vp N	Vp H	Vp Bb	Vp Mb
1	1'00"	1'26"	1'12"	1'10"
2	45"	47"	50"	48"
3	30"	45"	1'28"	30"
4	30"	40"	40"	25"
Sa.	2'45"	3'38"	4'10"	2'53"
Durchschnitt	41"	55"	1'03"	46"

Tab. 21.

Recht kurze Zeiten bemerken wir bei Mb; sie sind im Durchschnitt noch kürzer, als die für die sehende Vp H. Mb beachtet
bei der 2. Runde des 4. Tages die Instruktion als solche nicht
mehr. Er will nicht durch Lesen, sondern durch Heben der
Körper und Abtasten ihrer Grundflächen feststellen, was auf dem
Schild steht. Aus diesem Verhalten geht hervor, dass die
sinnlosen Silben für die Vp eine signifikative Bedeutung erhalten
hatten. Wenn die Vp dann auf Veranlassen des VI instruktions-
gemäss verfährt, tastet sie nicht beim Lesen das ganze Wortbild ab, sondern streicht nur über die 1. Silbe bis zum Anfang
der 2. Silbe hin und spricht dann den Namen aus. So hat sie
dann am 5. Tage beim Lesen die neueingeführte Zahl übersehen.
Von den sehenden Vpn hat H, der vorher Gewichtsversuche
durchgeführt hatte, wiederholt die Neigung gezeigt, Gewichts-
urteile zu bilden. Daraus resultierte eine Einstellung, die den

---

[1]) Ueber die Vpn vgl. Tab. 1.

Aufgaben unserer VA entgegenwirkte. Die Vp hatte, nachdem sie bei der 1. Runde der 1. EP Gewichtsunterschiede wahrgenommen hatte, solche Unterschiede beachtet in der Meinung, der VI würde sie für die benachbarten Körper später im Einzelnen feststellen lassen. Vp N führte alle Tätigkeiten mit einer gewissen Unruhe aus. Nachdem er in der 2. Runde der 1. EP bei Z länger verweilt und mit den Augen nach ß gesucht hatte, wurden seine Hantierungen sicherer.

Von unseren Vpn waren Vp H und Vp Mb nicht imstande, die Aufgaben der 1. SP zn lösen. Wir werden das auf Grund unserer Frfahrungen bei der 1. EP, insbesondere auch wegen der in Tab. 21 angeführten Uebungszeiten, erklärlich finden. Nach einer Wiederholung der 1. EP konnten die Aufgaben der 1. SP von den Vpn, die versagt hatten, infolge der Wirksamkeit der sukzessiven Attention, die mit der 1. SP eingesetzt hatte, ganz oder doch grösstenteils gelöst werden.

Im allgemeinen lassen sich trotz der bei der Reihe B bestehenden Erschwerungen an den bl. Vpn die gleichen Eigentümlichkeiten feststellen, wie bei der Reihe A. Wir nennen: die l a n g e L e s e z e i t für das zuerst auftretende Wort, die wir auf die latente Einstellung auf sinnvolles Material zurückführen mussten; die A u t o m a t i s i e rung der einzelnen Betätigungen; die starke B e v o r z u g u n g d e r i n t e l l e k t u e l l e n K r i - t e r i e n bei der Feststellung der Richtigkeit der Aufgabelösung und die V e r n a c h l ä s s i g u n g d e r O r d n u n g sprinzipien. Bezüglich der Stärke, in der diese Eigentümlichkeiten deutlich wurden, konnten wir graduelle Unterschiede bemerken.

Waren die Erscheinungen, unter denen sich die Arbeit der Bl. in den EP und SP der Reihen A und B abwickelte, im allgemeinen auch die gleichen, so zeigen sich doch gewisse Verschiedenheiten. So erfolgte z. B. bei Reihe B die A u t o - m a t i s i e r u n g der Tätigkeiten nicht sobald wie bei der Reihe A ; es konnten von den realen Dingen, die nur in der bunten Ordnung geboten wurden, weniger schnell O b j e k t v o r - s t e l l u n g e n [1] erworben werden; das Z ä h l e n wurde als Hilfskriterium bei der Lösung der Aufgaben nicht so bald verwendet.

Bevor die Vpn zählten, gingen sie so vor, dass sie sich, an Hand des in der Aufgabe auftretenden Namens, die den Silben zugeordneten Eigenschaften nannten und dann nach den Körpern suchten, die jene Eigenschaften besassen. Wenn also am 2. Tage „gazun" verlangt wurde, dann wurden alle die grossen Körper, die die Vpn beim Durchgehen der Reihen antrafen, gehoben und die schweren unter ihnen herausgestellt. Es wurde hier bis auf den letzten grossen Körper der Reihen durchprobiert. Anders verhalten sich die Vpn bei der 1. Suchaufgabe des 4. Tages. Sie gehen die Reihen der aufgestellten

---

[1] A c h , Begriffsb. S. 124 ff.

Körper entlang und da „rob taro" verlangt wird, heben sie nur die kleinen Körper auf; die leichten kleinen setzen sie sogleich nieder, die schweren kleinen tasten sie an der Grundfläche ab und stellen nur die mit grobem Sandpapier unterklebten heraus. Ist der 3. Körper gefunden, dann wird die Reihe nicht bis zum Ende nach weiteren Körpern abgesucht.

Es scheint, dass die Vpn N und Bb früher zählten als die Vpn H und Mb. Vp N und Vp Bb zeigen im übrigen nach Tabelle 24 mehr r-Fälle auf, als die anderen Vpn.

Was die Verwendung der Ordnungsprinzipien betrifft, so wiesen wir bereits darauf hin, dass sie für die Bl auch bei der SP der Reihe B ganz ausfielen. Von den sehenden Vpn ordnet N bereits in der 1. SP des 2. Tages nach der Form; er stellt die gleichformigen Körper aufeinander. H ordnet erst am 3. Tage und zwar nach Farben. Auch Vp N verwendet die Farbe als Ordnungsprinzip; es prävaliert bei ihm aber die Form. Dem Zeichen, das bei der 2. Differenzierung der Tastqualität zugeordnet war, ordneten beide Vpn zugleich die Farbe zu. Beim Hören des Namens wurden daher Farbe und Tastqualität des gemeinten Körpers bewusst. Die Beachtung der Farbe lag dem Sehenden näher als die der Tastqualität, und daher bevorzugte er sie als Wahrnehmungskriterium und als Ordnungsprinzip. Bei den Begründungsantworten hingegen wird schon von der 2. Suchaufgabe des 2. Versuchstages ab die Zuordnung der Farbe zu den Zeichen, in denen nur ein Hinweis auf die Tastqualität bemerkt wird, als nicht berechtigt erkannt und als wesentliches Merkmal nur die Tastqualität genannt. [1])

Auf andere Besonderheiten im Verhalten unserer bl. und unserer sehenden Vpn werden wir bei Besprechung der Leistungen, der wir uns jetzt zuwenden, einzugehen haben. Wir fragen zunächst: „Wieviel Zeit brauchen Sehende und Bl. für gleiche durch die VA geforderte Betätigungen?" Zu Vergleichen der Vpn miteinander sind wir eigentlich nur in Bezug auf die Zeitwerte für die Vp N und Bb berechtigt, weil diese Vpn allein die 1. Suchaufgabe der 1. SP zu lösen imstande waren. Ein Vergleich der Zeiten sämtlicher Vpn ergibt eine nicht unbedeutende Ueberlegenheit der sehenden Vpn.

In der Tab. 22 stellen wir die Zeiten für die Leistungen in der 1. SP des 4. Tages zusammen und charakterisieren die Lösungen als richtig oder falsch.

Herausstellen von	Vp N		Vp H		Vp Bb		Vp Mb	
	Lösg.	Zeit	Lösg.	Zeit	Lösg.	Zeit	Lösg.	Zeit
rob taro	r	25"	f	23"	f	24"	f	18"
fein fal	r	18"	r	28"	r	30"	r	22"
fein ras	r	12"	r	17"	r	21"	r	17"
fein gazun	r	6"	r	10"	r	18"	r	12"
Summe:		1'01"		1'18"		1'33"		1'09"

Tab. 22.

---

[1]) Die Halbblinden hatten sich ähnlich verhalten. Vgl. Kap. III, Abschn. 2, V.

Es standen vor den Vpn 2 Tastqualitäteneinheiten (24 Körper). Die Zahl der bei jeder Aufgabe herauszustellenden Körper betrug 3.

Herausstellen von	Vp	N	Vp	H	Vp	Bb	Vp	Mb
	Lösg.	Zeit	Lösg.	Zeit	Lösg.	Zeit	Lösg.	Zeit
pun ras II	r	21"	f	37"	r	42"	r	36"
gla gazun III	r	17"	r	39"	r	43"	r	31"
gla fal II	r	22"	f	28"	r	36"	f	19"
pun taro III	r	13"	r	27"	r	19"	r	3"
fein ras I	r	11"	r	19"	r	3"	r	2"
Summe:		1'24"		2'30"		2'23"		1'31"

Tab. 23.

Die Tabelle 23 zeigt das gleiche Schema wie Tabelle 22; die Suchaufgaben beziehen sich jetzt aber auf je einen Körper, der aus 4 Tastqualitäteneinheiten (48 Körper) herauszusuchen war.

Wir beachten zunächst Tab. 22 und finden, dass nur Vp N alle Aufgaben richtig gelöst hat. Bei den Vpn H, Bb und Mb bemerken wir einen und zwar denselben Fehler. Alle Vpn haben sich auf das „Das ist nicht richtig!" des VI korrigiert. Diese Bemerkung gilt auch für die F. R. der Tab. 23. Die drei Falschlösungen nach Tab. 22 betreffen die 1. Suchaufgabe; sie sind unvollständige Lösungen. Die Vpn mussten zu Beginn des Tages wieder die Objektvorstellungen auffrischen; zudem waren die Aufgaben, da sie kleine Körper betrafen, schwerer zu lösen als solche, die auf grosse Körper gingen. Mb erklärte, er hantiere lieber mit den grossen Körpern. Eine Aufgabe, kleine Körper herauszustellen, bereite ihm Unbehagen. Die F. R. setzten bei den Vpn H, Bb und Mb einen energischeren Willensakt und eine grössere Vorsicht bei der Lösung der nächsten Aufgabe [1]), die an sich durchaus dieselbe Schwierigkeit bot, wie die vorausgegangene. Der Erfolg der neuen Einstellung zeigt sich in richtigen Lösungen und längeren Reaktionszeiten. Ein Vergleich der Zeiten für die gleichwertigen Leistungen der Vpn H, Bb und Mb ergibt eine geringe Ueberlegenheit der Vp Mb.

Nach Tab. 23 weisen die Vpn N und Bb nur r-Fälle auf. Von den andern Vpn ist die Leistung der Vp Mb höher zu bewerten, als die der Vp H, die mehr Fehler und längere Reaktionszeiten zeigt. Auf drei besonders kurze Reaktionszeiten, die bei den Bl. vorkommen, wollen wir noch unser Augenmerk richten. Wir finden zwei bei der letzten Aufgabelösung der Vpn Bb und Mb und eine bei der vorletzten Lösung der Vp Mb. Diese Zeilen fallen umsomehr auf, als sie wesentlich kürzer sind, als die entsprechenden Zeiten der Sehenden. Sie erklären sich einmal aus der Aufstellung und dann aus der Eigenart der

---

[1]) Vergl. A c h, Willensakt und Temperament (abgekürzt: W. u. T.) S. 49.

Blinden. Der Körper „rob taro II" (vorletzte Aufgabe) stand in der vorderen Reihe an letzter Stelle, und der Körper „fein ras I" hatte in der hinteren Reihe den gleichen Platz. Die Bl. hatten sich beim Durchgehen der Reihen die Körper, die am Schluss der Reihen standen, gemerkt und waren daher in der Lage, schneller zu reagieren als die Sehenden, die sich diese Stellung nicht gemerkt hatten. Das führt uns zu einem Hinweis auf die g r u n d s ä t z l i c h a n d e r s a r t i g e S i t u a t i o n, in der sich Sehende und Bl. befinden. Es wird nicht vorkommen, dass einer gewissenhaften bl. Vp beim Durchgehen der Reihe ein Körper entgeht, sodass sie wiederholt nach ihm suchen müsste ; dass sie sich aber durch Tasten nicht so schnell einen Ueberblick über die aufgestellten und die herausgestellten Körper verschaffen kann, daran ist kein Zweifel möglich. Durch einen Blick orientiert sich der Sehende über die Lage der Körper ; der Bl. muss, wenn er sich die räumliche Anordnung der Körper nicht vorstellen kann, herumsuchen. So kommt der Bl. in der SP dazu, von seinen Vorstellungsbildern zu erfragen, was dem Sehenden die Körper selbst gewissermassen immer wieder zurufen. Sind nun in der SP die Leistungen Sehender und Bl. gleichwertig, so ist dabei zu beachten, dass die Arbeit dem Bl. schwerer geworden ist, als dem Sehenden. Die Stütze, die dem Sehenden in der Möglichkeit, die Anschauung bei der Lösung der Aufgaben der SP zu Hilfe zu nehmen, gegeben ist, wird sich demnach vor allem bei dem Ueberblick über die Gesamtleistungen in der SP (T a b. 24) bemerkbar machen müssen.

Die Tab. 24, die genau so eingerichtet ist wie die entsprechende Tabelle (17) unserer Reihe A, belehrt uns, dass die B l. den Sehenden gegenüber inbezug auf die W e r t i g k e i t d e r L e i s t u n g e n z u n ä c h s t e i n w e n i g u n t e r l e g e n sind. In den Tagen 2—4 weisen die Bl. im Durchschnitt 8,5, die Sehenden dagegen 7,5 Fehler auf. Bei dieser Wertung der Leistungen haben wir die Suchaufgaben (S-A) und die Begründungsaufgaben (B-A) zusammengefasst. Das Bild ändert

Stufen	Aufgaben		Vp N		Vp H		Vp Bb		Vp Mb	
	Art	n	r	f (u)	r	f (u)	r	f (u)	r	f (u)
Grundst.	S-A	6	5	1 (1)	5	1 (1)	4	2 (2)	3	3 (3)
u. 1.	B-A	6	4	2 (2)	3	3 (3)	6		4	2 (2)
Differ.	?	2	2		2		2		2	
2.	S-A	14	14		12	2 (2)	11	3 (1)	9	5 (3)
Differ.	B-A	14	12	2 (2)	10	4 (4)	14		13	1 (1)
	?	2	2		2		2		1	1
3.	S-A	12	12		10	2	10	2	11	1
Differ.	B-A	12	11	1 (1)	10	2 (2)	12		12	
Sa. i. abs. Z.		68	62		54		61		55	
Sa. i. %.			91		80		90		81	

Tab. 24.

sich aber bei einer getrennten Betrachtung dieser beiden Aufgaben. Wir finden dann, dass die S e h e n d e n im Durchschnitt mehr r-Fälle bei den S u c h a u f g a b e n (bei n=32 kommen auf die Sehenden 29, auf die Bl. 24 r-Fälle), die B l. dagegen m e h r r - F ä l l e b e i d e n B e g r ü n d u n g s a n t w o r t e n aufweisen (bei n=32 haben die Sehenden durchschnittlich 25, die Bl. aber 30,5 richtige Lösungen).

Diese Leistungen sind natürliche Folgen der oben charakterisierten allgemeinen Einstellung unserer Vpn der gesamten Arbeit gegenüber. Der Sehende kommt eben dort, wo es sich um Betätigungen an den Körpern handelt, unter Zuhilfenahme des Gesichtssinnes naturgemäss eher zum Ziel als der Bl. Der Sehende versagt dagegen bei den Begründungsantworten eher als bei den Suchaufgaben, weil er sich dann mit den Körpern nicht beschäftigt, da diese Antworten ja rein intellektuell gegeben werden. Da der Sehende dem Bl. gegenüber bei den Begründungsantworten abfällt, wird er, so dürfen wir vermuten, ihm auch in der PP unterlegen sein, wo bei der Lösung der Aufg. 1—12a ein Hantieren mit den Körpern nicht möglich ist.

Unsere Vpn haben in der PP durch die Lösung der Aufgaben 1, 2, 5 und 8 bewiesen, dass die Zeichen für sie trotz der durch die VA gesetzten Erschwerung eine entsprechende signifikative Bedeutung erhalten hatten. Die Sehenden benutzten sie, wie wir aus den Lösungen der Aufgabe 3 der PP entnehmen müssen, stets als Namen für den gemeinten Gegenstand; bei den Vpn Bb und Mb dagegen bedeuteten die Zeichen die betreffenden Eigenschaften der Körper [1]). Die Sehenden scheinen die Erweiterung der Bedeutung der Worte gazun, ras u. s. w. später als die Bl. oder überhaupt nicht vollzogen zu haben [2]). Eine Analyse der Ergebnisse zu Aufgabe 9 wird uns mehr Material in dieser Richtung bringen. Bevor wir diese Ergebnisse darstellen, lassen wir uns durch T a b. 25 bestätigen, dass es den Sehenden nicht so gut wie den Bl. gelang, die Körper in Gedanken zu überblicken.

Wieviel gibt es von	Vp N		Vp H		Vp Bb		Vp Mb	
	Lösg.	Zeit	Lösg	Zeit	Lösg.	Zeit	Lösg.	Zeit
gla ras	r	23"	f	21"	r	18"	r	10"
II	f	20"	f	25"	r	19"	f	5"
taro	r	17"	r	30"	r	10"	r	15"
rob	r	15"	r	23"	r	6"	r	7"
gazun I	f	17"	f	18"	r	9"	r	9"
pun III	f	21"	f	27"	r	18"	r	17"

Tab. 25.

---

[1]) Vergl. das Verhalten der Vp Cb in Kap. III Abschn. 2. V. c.
[2]) A c h , Begriffsb. S. 259, wo eine derartige Erweiterung der Bedeutung der Worte gazun, ras usw. auf die, durch die fortschreitende Differenzierung bedingte, besondere Beachtung der Eigenschaften der Versuchskörper zurückgeführt wird.

Wie die Tabelle 25 erkennen lässt, kamen bei den Sehenden mehr falsche Lösungen vor als bei den Bl., von denen Bb keinen, Mb nur einen Fehler machten. Bei n = 6 finden wir bei den Bl. durchschnittlich 0,5, bei den Sehenden aber 3,5 F. R. Auch die Zeiten, die zur richtigen Lösung von Aufgaben nötig waren, beweisen, dass die Denkvorgänge bei den Sehenden sich hier langsamer vollzogen als bei den Bl. Die Sehenden brauchten für die r-Fälle durchschnittlich 21,4", die Bl. nur 11,9" Zeit. Die besseren Resultate bei den Bl. können nur möglich geworden sein auf Grund einer schärferen Trennung der einzelnen Arten von Körpern, sowie einer grösseren Klarheit bezw. Deutlichkeit der gebildeten Objektvorstellungen. Die Ueberlegenheit unserer bl. Vpn den sehenden gegenüber auf dem Gebiete derartiger intellektueller Vorgänge ist unbestreitbar.

Wir betrachten nun die Reaktionen auf die unter Ziffer 9 der PP genannten Reizworte (Tab. 26).

Reizworte	Vp N	Vp H	Vp Bb	Vp Mb
gazun	taro	gla gazun	gross, schw.	schwer
fein fal	rob fal	fein fal I	leicht	fein, leicht
glatt	rauh	Spiegel	gla	gla
pun taro II	pun taro III	pun taro III	punkt. kl. schw. dreis. S.	pun fal I
leicht	fal	schwer	fal u. ras	fal
fein	fein fal	vornehm	feines Sandp.	rob
III	rob ras III	IV	runde Säule	gla ras III
gross	klein	ras	Würfel	gazun
taro	gazun	gla taro	klein, schw.	klein
rund	Zylinder	eckig	runde Säule	III
rob gazun	fein gazun	rob gazun III	gr. schw. grob	fein ras
pun	blau	pun taro I	Punkte	12 Körper
Würfel	Prisma	Walze	I	dreiseitige S
gla ras I	gla ras II	fein ras I	l. gr. Würfel	fein gazun I
fein gazun IV	rob gazun IV	fein gazun III	ist nicht vorgek.	welche Form sind die IV ?
kl. dünnes Bl. Papier	Seidenpapier	Notizbuch	wie fal	leichter als fein fal III

Tab. 26.

Einige Reaktionen der Sehenden, z. B. „fal" auf das Reizwort „leicht" (N) oder „ras" auf „gross" (H), lassen erkennen, dass sie ihre Antworten dem Stoff entnahmen, den sie bei den Versuchen erarbeitet hatten. Nicht selten machten sich aber bei der Reproduktion ältere Assoziationen geltend, sodass sich die während der Versuche neugestifteten Assoziationen nicht durchzusetzen vermochten. Es reagierten dann Vp N auf „glatt" mit „rauh", auf „gross" mit „klein" und Vp H auf „glatt" mit „Spiegel", auf „fein" mit „vornehm", auf „rund" mit „eckig".

Die Reagenten Bb und Mb dagegen leiteten alle ihre Antworten aus Bewusstseinsinhalten her, die sie während der Versuche erworben hatten. Sie reagierten auf „leicht" mit „ras" oder „fal", auf „gross" mit „Würfel" oder „gazun", auf „rund" mit „runde Säule" oder „III". Wir gehen wohl nicht fehl, wenn

wir diese Verschiedenartigkeit der Leistungen bei Bl. und Sehenden
als Folgewirkung einer verschieden starken Aufmerksamkeitszuwendung ansprechen und behaupten, dass die Leistungen der
Bl. aus einer stärkeren Aufmerksamkeitszuwendung resultieren,
auf die ja auch die Ueberlegenheit auf dem Gebiet der Betätigung
mit Objektvorstellungen zurückgeführt werden muss.

Typisch für unsere Vpn sind die Reaktionen auf den letzten
Zuruf des VI. Die Sehenden reagieren auf, „kleines dünnes
Blatt Papier" mit „Seidenpapier" und „Notizbuch", die Blinden
mit „wie fal" und „leichter als fein fal III".

Wenn wir daran gehen, unsere Vpn den von uns in Reihe
A charakterisierten Typen zuzuordnen, dann sprechen die
Reaktionen der Sehenden für mehr oder weniger stark ausgeprägte
Worttypen, die der Vpn Mb und Bb hingegen für ausgesprochene
Sachtypen. Gehen wir nun den Reaktionen nach, die den
Sachtyp begründen, dann werden uns 2 Arten von Reaktionen
aufstossen; solche, die auf eine Erfassung der Zeichen als Namen
für die gemeinten Gegenstände und solche, die auf eine Ver-
wendung der Worte zur Bezeichnung bestimmter Eigenschaften
zurückzuführen sind. Zur ersten Art rechnen wir Reaktionen
wie „punktierte kleine schwere dreiseitige Säule" (Bb auf Zuruf:
„pun taro II") oder „fein ras" (Mb auf „rob gazun"); der zweiten
Art zählen wir Reaktionen wie „gross, schwer", (Bb auf „gazun")
oder „III" (Vp Mb auf „rund") zu. Wenn wir die Reihen der
Reaktionen uns daraufhin ansehen, ob sie zur 1. oder zur 2.
Art gehören, dann muss uns auffallen, dass die Reaktionen der
Sehenden, wenn sie auf Versuchserlebnissen fussen, auf bestimmte
vorgestellte Körper zurückgehen, während die Reaktionen der
Vpn Bb und Mb erkennen lassen, dass den genannten Bl. die
Verwendung des Zeichens in dieser besonderen Art einer
Erweiterung der Bedeutung geläufig geworden ist. Von den
auf die Versuche bezogenen Reaktionen sind von den Sehenden
rund 13 %, von den Bl. aber rund 56 % im Sinne einer derartigen
Bedeutungserweiterung der Zeichen verwendet worden.

Die Lösungen zu den Aufgaben 11 und 12 der PP zeigen
das gleiche Bild wie in der Reihe A. Die Sehenden verhielten
sich wie die Halbblinden.

III. Die Ergebnisse der Reihe B.

Wenn wir die Ergebnisse der Reihe B fixieren und sie mit
denen der Reihe A vergleichen wollen, müssen wir uns gegenwärtig halten, dass der Vorversuch wegfiel und dass mit der
alleinigen Verwendung der bunten Ordnung bedeutende Erschwerungen geschaffen wurden.

Der Wegfall des Vorversuchs hat sich nicht
bemerkbar gemacht; der Vorversuch ist also auch für
die Bl. überflüssig.

Die alleinige Verwendung der bunten Ord-
nung hat die Mannigfaltigkeit der Eindrücke noch verstärkt

und es so, trotz der erhöhten Zahl von Einübungsrunden (4), in der 1. EP zu einer Z u o r d n u n g der Zeichen zu den Körpern bei 2 von 4 Vpn n i c h t   k o m m e n   l a s s e n.

Die von Ach an Sehenden und von uns in der Reihe A an Bl. festgestellten G e s e t z m ä s s i g k e i t e n , die eine schnelle und sichere Lösung der Aufgaben gewährleisten, treten hier, wo die Begünstigung durch die normale Ordnung wegfällt, s p ä t e r in W i r k s a m k e i t.

Unsere Bl. waren den Sehenden während der SP bei der L ö s u n g von S u c h a u f g a b e n, sowohl was die Zeit als auch was die Wertigkeit der Lösungen betrifft, u n t e r l e g e n ; bei der L ö s u n g d e r B e g r ü n d u n g s a u f g a b e n waren sie ihnen ü b e r l e g e n.

Diese Ueberlegenheit der Bl. zeigte sich auch bei gewissen Fragen der PP. Eine richtige Beantwortung dieser Fragen setzt zwar die Betätigung mit den Versuchskörpern voraus, erfolgt aber in Abwesenheit dieser Körper, stellt also, ebenso wie die Beantwortung der Begründungsfragen, eine rein i n t e l l e k t u e l l e Leistung dar. Auch hier ist der Bl. den Sehenden überlegen. Dies ist wohl auf die stärkere Beachtung der gemeinsamen Teilinhalte infolge einer Erhöhung der Aufmerksamkeitskonzentration von Seiten der Bl., sowie auf eine grössere Klarheit und Deutlichkeit der von den Bl. gebildeten Objektvorstellungen zurückzuführen.

Ferner zeigten die Bl im Unterschied von den Sehenden die Neigung zu einer gewissen Art von E r w e i t e r u n g d e r B e d e u t u n g der Zeichen, nämlich zur Ausdehnung auf die E i g e n s c h a f t e n   d e r   V e r s u c h s k ö r p e r.

Abschnitt 4.

Die Reihe C.

I. Grundsätzliches zur modifizierten SM.

Wir hatten bei einem kritisierenden Ueberblicken der VA der Reihe A auf die starke Automatisierung der Tätigkeit hingewiesen und eine VA gefordert, die die Vpn stärker in Anspruch nimmt. In der Reihe B führten wir solch eine VA durch und sahen unsere Hoffnung, weiteres Material, insbesondere zur Denkpsychologie der Blinden zu erhalten, nicht enttäuscht. Wir dürfen dabei aber nicht übersehen, dass unsere Vpn durch die bisherigen VA, mit Ausnahme des Vorversuchs zu Reihe A, in ihrer Bewegungsfreiheit stark eingeengt wurden. Wir halten nun, durch unsere Erfahrungen bei dem Vorversuch zur Reihe A ermutigt, die Durchführung einer Reihe für aussichtsvoll, die ein freieres Verhalten der Individuen zulässt und noch mehr auf produktive Leistungen abzielt [1]). Die Resultate solch einer Reihe werden dann von einer anderen Seite aus eine Stellungnahme zu den bisherigen Feststellungen über Bl. ermöglichen.

---

[1]) Vgl. P. B a r t h , Erziehungs- und Unterrichtslehre 1919, S. 38! ff.

Die VA der Reihe C werden wir im Hinblick auf diese allgemeine Zielsetzung aufbauen und ferner, da wir Eigenarten der bl. Vpn wieder durch einen Vergleich mit dem Verhalten Sehender deutlich werden lassen wollen, darauf ausgehen müssen, die Versuchsbedingungen für die beiden Gruppen der Vpn noch mehr einander anzugleichen. Ganz gleiche Versuchsbedingungen hier zu schaffen, ist unmöglich, weil ja der Bl. nicht die gleichen Sinnestore wie der Sehende den Anschauungsdaten öffnen kann. Zunächst nahmen wir den Sehenden die Gelegenheit, sich durch die Benutzung des Merkmals der Farbe die Arbeit zu erleichtern, und überklebten alle Körper m i t s c h w a r z e m P a p i e r. Da unsere Vpn in der Reihe C die Schilder selbst an die Körper bringen sollen, würde der Bl. im Nachteil sein, wenn die Schilder von den Vpn aufgesteckt werden müssten. Er würde sich zu lange damit abmühen müssen, die kleinen Stichstellen in der Deckfläche der Körper zu finden Daher verwenden wir hier Schilder ohne Stifte. Weitere Besonderheiten der Reihe C werden wir in den nächsten Abschnitten hervorheben.

II. A u f b a u d e r V A.

In der T a b. 27 bringen wir Angaben über die Zahl der Versuchstage, die Stufenfolge der Differenzierungen, über die Körper, mit denen hantiert wird und über die den Vpn zu stellenden Aufgaben. Wir erwarten von unseren Vpn, dass sie am 1. Tage nur die Würfel (Kol. 3) zunächst nach G e w i c h t, dann auch nach G e w i c h t und G r ö s s e, am 2. Tage dieselben Körper auch noch nach den T a s t q u a l i t ä t e n unterscheiden lernen ; am 3. Tage soll die F o r m als wesentliche Eigenschaft aufgefasst und ferner in der PP nachgewiesen werden, wie die in den Versuchen geschaffenen Bewusstseinsinhalte wirksam wurden. Aus den Kol. 3 und 7 ersehen wir, mit welchen Körpern sich die Vp jeweils in der EP und in der SP zu beschäftigen hat. Die Kol. 4 u. 8 nennen die Zahl der verwendeten Körper. In Kol. 5 numerieren wir die Aufstellungen, die die Vp in der EP, in Kol. 9 diejenigen, die sie in der SP selbst vollziehen soll. Wir bemerken, dass in der EP die Körper stets, in der SP nur dreimal von der Vp aufzustellen sind. Sonst werden die Körper für die SP von dem VI stets in bunter Ordnung aufgestellt Die Bezeichnungen in Kol 6 werden nach der Darstellung unserer Instruktionen verständlich werden. Die Zeichen „!" und „?" stehen hier wieder statt der Begründungsaufgabe und statt der Frage : „Was bleibt übrig ?"

Neu gegen unsere VA bei den Reihen A und B ist hier, dass wir auch nach der Frage : „Was bleibt übrig ?" noch die Begründungsaufgabe stellen : „Warum ist das, was übrig bleibt, gazun (ras . .)?"

Unsere VA zu Reihe C ist so aufgebaut, dass an den ersten beiden Versuchstagen jeder der 16 Würfel bei den einzelnen Betätigungen gleich oft wiederkehrt. Am 3. Tage ist die Einheit

134

fein bevorzugt, da sie in der EP und in der SP auftritt, während die anderen Tastqualitäteneinheiten nur in der SP vorkommen.

III. Die Handhabung der VA.

1) Die Instruktionen

Die allgemeine Instruktion der EP lautete: „Wir wollen einige Versuche machen. Ich bitte Sie, das, was ich

		EP				SP			
Tag	Stufe der Differenz (Wesentl. M.)	Körper Art	Zahl	Aufstell.	Instruktion	Körper Art	Zahl	Aufstellung	Aufgaben
1	2	3	4	5	6	7	8	9	10
1. Tag	Grundst. (Gewicht)	Wg𝔚g	2	1		Wie i. d. EP·	Wie EP	1	gazun ! ? !
		Wp𝔚p / Wr 𝔚r	4	2	b	„ „	„	2	ras ! ? !
		wp ɯp	2	3	a	„ „	„	3	fal ! ? !
		wg ɯg / wr ɯr	4	4	b	„ „	„	4	taro ! ? !
	1. Differenz (Grösse)	Wr 𝔚r / wp ɯp / Wf 𝔚f / wf ɯf	8	5	b			5	ras ! / taro ! ? !
		Wr 𝔚r / wr ɯr / Wf 𝔚f / wf ɯf / Wg𝔚g / wg ɯg	12	6	b	„ „		6	gazun ! / fal ! ? !
2. Tag	2. Differenz (Tastqual.)	wp ɯp / wr ɯr	4	7	a	„ „	„	7	pun tarn ! / rob fal ! / pun fal ! ? !
		wf ɯf / wg ɯg	4	8	a			8	gla fal ! / gla taro ! / fein taro ! ? !
		Wg𝔚g / Wf 𝔚f	4	9	b			9	fein ras ! / fein gazun ! / gla gazun ! ? !
		Wr 𝔚r / Wp𝔚p	4	10	b	„ „		10	rob gazun ! / pun ras ! / rob ras ! ? !
						Wf 𝔚f / Wr 𝔚r / wr ɯr / Wp 𝔚p / wp ɯp / Wg𝔚g / wg ɯg / wf ɯf	16	11	rob taro ! / gla ras ! / fein fal ! / pun gazun !

Tab. 27.

Tag	Stufe der Differenz. (Wesentl. M.)	EP Körper Art	Zahl	Auf-stell.	In-struk-tion	SP Körper Art	Zahl	Auf-stel-lung	Aufgaben
3. Tag	3. Differenz. (Form)	Wf Pf Zf	3	12	a	Wie i. d. EP	Wie EP	12	fein gazun I ! fein gazun III ! ? !
		𝔚f 𝔓f ℨf wf pf zf wf pf zf	9	13	b			13	fein ras II ! fein taro III . fein fal I ! fein ras I ! fein fal II ! fein taro I ! fein fal III ! fein taro II ! ? !
						Einh. pun	12	14	pun gazun I ! pun fal III ! pun ras III ! pun taro I ! pun ras II ! pun fal I !
						Einh. gla rob	24	15	gla taro II ! gla gazun III ! rob ras I ! rob fal II ! gla taro III ! rob gazun II !
3. Tag	PP wie bei den Reihen A und B.								

Zu Tab. 27.

Ihnen auftragen werde, hier gewissenhaft durchzuführen, dann aber nicht weiter darüber nachzudenken. Auch wollen Sie mit niemand über diese Versuche sprechen!" Die s p e z i e l l e I n s t r u k t i o n der EP hatte den folgenden Wortlaut: „Links vor Ihnen stehen Pappkörper, r e c h t s l i e g t e i n B r e t t c h e n m i t S c h i l d e r n, auf denen Namen für die Körper stehen. Zunächst sollen Sie die Körper vor sich hinstellen und dabei auch, ohne sie umzukippen, ihre Grundfläche beachten. Auf die Körper sollen Sie dann die Schilder mit den Namen legen. Wenn Sie fertig sind, sagen Sie es mir. Ich werde dann die Schilder abnehmen und Ihnen das zurufen, was auf irgend einem Schild geschrieben steht. Sie werden mir dann sogleich den Körper reichen müssen, auf den Sie das betreffende Schild legten."

Nach dem erstmaligen Hören hat die Vp die spezielle Instruktion wiederzugeben und damit zu zeigen, dass sie weiss, was von ihr verlangt wird.

Von der 2. EP des 1. Tages ab tritt die Instruktion in verkürzter Form als Instruktion a und als Instruktion b auf.

Es lautet die Instruktion a: „Stellen Sie die Körper vor sich hin und verteilen Sie die Namen!" Die Instruktion b hat die

Form: „Stellen Sie die Körper vor sich hin und legen Sie die Namen auf die Körper, zu denen sie gehören!" Wir wählten die Form b, um einen Wechsel inbezug auf die Grundsätze der Zuordnung zu verhindern. Für die 3 Aufstellungen, die die Vp in den SP des 2. und 3. Tages (Tab. 27, Kol. 9) zu vollziehen hatte, lautete die Anweisung: „Stellen Sie die Körper vor sich hin!"

Die Suchaufgabe hatte dann, wenn sie sich auf solche Körper bezog, die für die SP von der Vp selbst aufgestellt worden waren (Aufst. 11, 14, 15; Kol. 9), die folgende Form: „Stellen Sie heraus, was gazun .. genannt werden muss!" Sonst lautete die Suchaufgabe immer: „Stellen Sie das heraus, was Sie gazun . genannt haben!"

Ein Vergleich dieser Instruktionen mit denen zu den Reihen A und B lässt den grundsätzlich andersartigen Aufbau der Reihe C erkennen. Die Vp lernt hier zuerst die K ö r p e r kennen; sie findet nicht die Schilder mit den Namen auf den Körpern vor und stellt dann fest, welche Schilder und Körper zusammengehören, was bei den Reihen A und B der Fall war, sondern s i e h a t d i e A r t d e r Z u o r d n u n g d e r S c h i l - d e r, deren Aufschriften ihr in der Instruktion als Namen der Körper bezeichnet wurden, selbst zu wählen und sie muss diese Zuordnung herausfinden, wenn sie die Aufgaben der SP richtig lösen will. Ferner ist neu, dass die attentionelle Wirksamkeit der SP zurücktritt und dass hier nach Uebernahme der Instruktion von vornherein die Wirksamkeit der determinierenden Tendenz einsetzt. Die Vp antizipiert in der Instruktion die Aufgabe und ist in der 1. EP. nicht mehr sich selbst überlassen. Ihre Tätigkeit, der ganze Ablauf ihrer Erlebnisse geschieht von vornherein im Sinne der Zielvorstellung [1]), hier der Absicht, die Zuordnung der Namen zu den Dingen so zu vollziehen, dass die Körper ohne die Schilder wiedererkannt werden. Diese kurzen Ausführungen über die andersartige Einstellung unserer Vpn bei den Versuchen der Reihe C finden eine Ergänzung durch das Folgende:

2) D a r s t e l l u n g d e r B e t ä t i g u u g, d i e Vl u n d Vp z u d e n l. A u f g a b e n d e s l. V e r s u c h s t a g e s a u s f ü h r e n m ü s s e n.

Der Vl hatte, bevor er die allgemeine und die spezielle Instruktion mitteilte, Körpern und Schildern ihren Platz gegeben und sie verdeckt. Er zieht, nachdem die Vp die Instruktionen wiedergegeben hat, die Decke fort und die Vp hat nun die Körper (Wg und 𝔚g) links, die beiden Namen rechts vor sich. Die Namen „gazun" und „ras" sind auf ein weisses, dickeres Papier, wie es für Bücher in Brailledruck Verwendung findet, für die Sehenden in lateinischer Kurrentschrift, für die Blinden

¹) A c h, W. u. D. S. 187 ff., A c h, W. u. T. S. 237 ff.

in der Braille'schen Punktschrift geschrieben. Die Zettel mit den Namen sind auf Holzplättchen geklebt und so auf das Brett gebracht, dass die Schilder zwischen 2 gefalzten Führungsleisten liegen. Die Vp muss nun zuerst die beiden Körper vor sich hinstellen, dann die beiden Schilder von dem Brett herunterziehen und sie verteilen. Hat sie das gemacht, so sagt sie „fertig". Der Vl, der beobachtet und protokolliert hatte, wie die Vp hinstellte und zuordnete, nimmt jetzt die Schilder ab, stellt die beiden Körper, ohne dass die Vp seinen Manipulationen folgen kann, in einer andern Ordnung auf und gibt dann die Aufgaben der SP. Hierauf veranlasst er die Vp, etwa 4 Schritte weiterzugehen und sich umzuwenden, damit er unbeobachtet die 4 Körper für die 2. EP des 1. Tages in bunter Ordnung aufstellen und die zu ihnen gehörenden Namen auch in bunter Ordnung [1]) auf das Brettchen schieben kann. Für die folgenden EP und SP vollziehen sich die Arbeiten in entsprechender Weise.

Selbstbeobachtungen haben wir von unseren Vpn nicht gefordert, spontane Aeusserungen aber zugelassen und verwertet.

IV. Verhalten und Leistungen der Vpn.

Zu den Versuchen zu Reihe C zogen wir 4 Vpn heran (T, M, Fb, Db). Von diesen war nur Vp Fb bei Gewichtsversuchen (CH T) beteiligt gewesen.

1) Das äußere Verhalten im allgemeinen.

Als der Vl die spezielle Instruktion mitteilte, haben die Sehenden dann, als die Instruktion auf die Körper und die Schilder hinwies, nach links und nach rechts gesehen. T begleitete seine Wiedergabe der Instruktion mit wiederholten Bewegungen der Stirnmuskulatur. Auch später tat er das öfters vor Lösung von schwierigeren Aufgaben. Nicht selten legte er ferner die linke Hand oder beide Hände vor die Augen und wiederholte laut eine Aufgabe. Bei M traten die mimischen Bewegungen viel weniger häufig auf. Nur selten kniff er die Augen oder schloss sie. T ist nicht ausgesprochener Rechtshänder, sondern arbeitet gelegentlich nur mit der linken Hand. Er führt die einzelnen Manipulationen nervöser aus als M, dem es weniger auf schnelle als auf richtige Lösungen anzukommen scheint. Von den bl. Vpn fällt Fb durch sein ruhiges äußeres Verhalten gegenüber Db ganz besonders auf. Mimische Bewegungen bemerkten wir an ihm überhaupt nicht. Bei der Aufgabestellung drehte er sein Gesicht dem Vl, der links vor ihm saß, zu. Db hatte beim erstmaligen Hören der Instruktion verstärkten Nystag-

---

[1]) Eine gesetzmässig aufgebaute bunte Ordnung ist in der Reihe C nicht verwendet worden. Die Namen gazun, ras, taro, fal, pun taro, rob fal usw. haben dieselbe Bedeutung wie bei den Reihen A und B So bedeutet z. B. gazun die grossen schweren Körper, fal die kleinen leichten.

Tag	Nr. d. Aufstell.	Vp T Aufstellungsbild	Zeit	Vp M Aufstellungsbild	Zeit	Vp Fb Aufstellungsbild	Zeit	Vp Db Aufstellungsbild	Zeit
1.	1	Wg Wg	3"	Wie Vp T	4"	Wie Vp T	8"	Wie Vp T	6"
	2	Wp Wp Wr Wr	4"	Wr Wp Wr Wr	10"	Wr Wp Wr Wr	12"	Wr Wp Wr Wr	10"
	3	wp wp	2"	Wie Vp T	3"	Wie Vp T	5"	Wie Vp T	2"
	4	wr wg wg wr	5"	wr wg wp wf wf wg	8"	wg wr wf wg	15"	wg wf wf wg	10"
	5	Wf Wi wp wf wp wr Wr Wg	12"	Wr Wi wp wf wr wf wp wg	25"	Wf Wi Wp Wp wf wf wp wp	41"	Wie Vp Fb	28"
	6	Wr Wr Wf Wi wg wg wg Wr wr wf wr Wg	45"	Wr Wg Wf Wr wg Wg Wg Wg wr wf wr wg	50"	Wr Wg Wf Wi Wr Wg wr wf wg wf wr wg	1'05"	Wg Wf Wr Wg Wf Wr wg wf wr wg wf wr	52"
	7	wp wp wr wr	18"	wp wp wr wr	9"	wp wr	9"	wr wp	10"
	8	wf wf wr wr	15"	"	10"	wf wg	12"	wf wg	10"
	9	wg wg wf wf	13"	"	8"	Wg wf wg	10"	Wie Vp Fb	10"
	10	Wf Wp Wp Wg Wg Wr Wr Wr Wg	8"	Wp Wp Wf Wr Wg Wi Wr Wg	8"	Wp Wr Wf	11"	Wp Wr Wp	7"
2.	11	Wp Wp Wp Wf Wr Wr Wg wg Wg	45"	Wp Wr Wf Wg Wp wp wr wf wg wr wg wf wr wp wg wf wg	1'12"	Wp Wr Wf Wg Wp wp wr wf wg wr [Wr Wf Wg wr] [wf wg]	57"	Wg Wf Wr Wp Wg wg wf wr wp wr [Wf Wr Wg wf] [wr wp]	58"

Tab. 28.

Tag	Nr. d. Aufstell.	Vp T Aufstellungsbild	Zeit	Vp M Aufstellungsbild	Zeit	Vp Fb Aufstellungsbild	Zeit	Vp Db Aufstellungsbild	Zeit
3.	12	Zf Pf Wf	5″	wie Vp T	6″	Wie Vp T	12″	W.e Vp T	12″
	13	Wf wf Wf / Pf pf Pf / Zf zf Zf	20″	Zf zf Wf / zf pf wf / zf pf wf	18″	zf pf wf zf / pf wf Zf / [Zf Wf]	21″	Zf Wf Wf / zf pf wf / zf pf wf	23″
	14	Wp wp Wp / Pp pp Pp / Zp zp Zp	35″	Zp zp Wp / zp pp wp / zp pp wp	40″	Zp Wp Zp Pp Wp / pp wp zp zp wp	38″	Wie Vp Fb	38″
	15	Wr wr Wr / Pr pr Pr / Zr zr Zr / Zg zg Zg	58″	Zr zr Zr / zr pr wr / Zg zg Wg / zg wg wg	1′14″	Zr Pr Wr Zr Pr Wr / zr pr wr zr pr wr / Zg Wg Zg Pg Wg / zg pg wg zg pg wg	1′23″	„	1′07″

Zu Tab. 28.

mus gezeigt. Als er den Hinweis auf Körper und Schilder vernahm, führte er Kopfbewegungen nach links und rechts aus. Auch Greifbewegungen konnte der Vl bei ihm dann bemerken, als die Instruktion ihn anwies, die Körper aufzustellen. Db spricht während der Versuche nicht selten die Aufgaben vor sich hin oder bewegt die Lippen.

Die Bl. ziehen die Schilder vom Brett herunter, um sie dann erst zu lesen. Auch die Sehenden verfahren so, wenn 8 oder mehr Schilder zugeordnet werden sollen. Die Körper werden von allen Vpn geordnet, die Schilder nur von M.

2) Aeußeres und inneres Verhalten bei bestimmten Leistungen.

Wir gehen von den Leistungen unserer Vpn aus und bringen zunächst in T a b. 2 8 eine Uebersicht über die durch die Vpn bewirkte Aufstellung der Körper. Wir unterscheiden da im allgemeinen nach Tagen und Vpn. Die Aufstellungsbilder und Zeiten bei den einzelnen Vpn beziehen wir auf die Aufstellungen der Körper, wie wir sie in Tab. 29 (Kol. 5 und 9) numeriert haben. In den Aufstellungsbildern benutzen wir die für die Körper in Tab. 14 genannten Abkürzungen. Wir lesen also in Tab. 28: „Am 1. Tage hat Vp T den großen leichten Würfel mit glatter Grundfläche (𝔚g) links, den großen schweren Würfel mit glatter Grundfläche (Wg) rechts vor sich aufgestellt und für diese Tätigkeit 3 Secunden gebraucht. Die andern Vpn wählten dieselbe Anordnung; M benötigte aber 4, Fb 8 und Db 6 Sekunden.

Achten wir nun auf Gleiches, Unterschiedliches, Auffälliges, dann tritt zweierlei hauptsächlich heraus: Die Form der Aufstellungsbilder und die Behandlung der leichten und der schweren Körper. Die Aufstellungsbilder der Sehenden zeigen größere Tiefe, die der Bl. größere Länge. Alle Vpn stellen an den ersten beiden Versuchstagen die schweren Körper stets rechts auf. Sie tun es, bis auf Vp M, der, durch das neu aufgetretene wesentliche Merkmal der Form veranlaßt, zu einem Wechsel des Ordnungsprinzips überging, auch am letzten Tage. Von allen Vpn werden die wesentlichen Merkmale als Ordnungsprinzipien verwendet; es wird also am 2. Tage auch noch nach Tastqualitäten, am 3. Tage ferner noch nach der Form (Fb nennt in seinen Begründungsantworten statt der Form zunächst die Grössenabstufung) unterschieden. Die nicht wesentlichen Merkmale, am 1. Tage ist es die Tastqualität, werden nur von Db als Ordnungsprinzipien mit verwendet. Als Besonderheiten merken wir an: T baute die Aufstellung 6, die er zunächst ähnlich wie die Aufstellung 5 durchgeführt hatte, um und brauchte dazu mehr Zeit. Die Ordnung 6 ist ihm „übersichtlicher" als die nach 5. T merkt sich von nun ab genau die Plätze der einzelnen Körper und gibt sie bei den Begründungsantworten immer wieder an. Bei Db muß das

Bild der Aufstellung 13 besonders auffallen. Er führt die Aufstellungsordnung so folgerichtig durch, daß er den Platz für die fehlenden Körper der Tastqualitäteinheit frei läßt. Daß die Bl. in Reihe C die Ordnungsprinzipien nicht nur nicht vernachlässigen, sondern sogar besonders streng (Vp Db) anwenden, hat seinen Grund in der VA. In den Reihen A und B waren die Ordnungsprinzipien nur ein Mittel zur Selbstkontrolle für die Richtigkeit der Aufgabelösung und ein Hilfsmittel, Aufgaben schnell zu lösen. Wo dagegen die Herstellung einer Ordnung in der Relation zwischen den Körpern und entsprechenden Bezeichnungen durch die Vp selbst den eigentlichen Zweck der VA bildet, da wird auch bei den Bl. von Ordnungsprinzipien ausgedehnter Gebrauch gemacht. In Reihe C fordert eben die VA die Verwendung der Ordnungsprinzipien geradezu heraus, und die Vp sieht das geordnete Aufstellen, obwohl in den Instruktionen stets absichtlich nur von einem Hinstellen gesprochen wird, a l s T e i l d e r G e s a m t a u f g a b e a n.

Inbezug auf die Zeiten, die wir in Tab 29 für die Aufstellungen eines Versuchstages und dann auch für sämtliche Aufstellungen zusammenzählen, fallen die Bl., wie man wohl annehmen möchte, nicht grundsätzlich ab. Am 2 Tage, als die Tastqualität als Ordnungsprinzip mitbeachtet wird, sind sie den Sehenden gleich oder überlegen. Auch hinsichtlich der Gesamtzeit stellen sich die Zahlen der Vp Db etwas günstiger als die der Vp M. Wenn wir als wahrscheinlich annehmen (und unsere Beobachtungen in Reihe B berechtigen uns dazu), daß der Bl. die Körper, die er aufstellen will, nicht so schnell auffinden

Tag	Anzahl der Aufstellungen	Zeiten für			
		Vp T	Vp M	Vp Fb	Vp Db
1.	6	1'11"	1'40"	2'26"	1'48"
2.	5	1'39"	1'47"	1'39"	1'34"
3.	4	1'58"	2'18"	2'34"	2'20"
Sa.	15	3'48"	5'45"	6'39"	5'42"

Tab. 29.

kann wie der Sehende, den ein Blick über die Plätze großer und kleiner Körper unterrichtet, dürfen wir aus den kürzeren Zeiten schliessen, daß die Ueberlegungen, die dem Aufstellen voraufgingen, schneller durchgeführt wurden. Auch inbezug auf die Qualität der Denkleistung ist Db der Vp M überlegen, weil er als einzige Vp seine Ordnung klar und streng durchführte.

Zu Zeitvergleichen eignen sich besonders die Lösungen der letzten S u c h a u f g a b e n des 2. und 3. Tages, einmal, weil wir hier nur r. Fälle vorfinden, und dann, weil hier die relativ gleichartigsten Bedingungen für Sehende und Blinde gegeben waren. Die Vpn hatten die Körper vor sich aufstellen dürfen

und konnten nun die durch die Suchaufgaben geforderten Körper
aus einer ihnen geläufigen Ordnung der Körper herausheben.
Die Sehenden hatten sich, um am 3. Tage schnelle Lösungen
zu zeitigen, nur das Ordnen nach der Schwere und den Tastqualitäten zu merken brauchen, die Größe und die Form konnten
sie an den Körpern immer bequem erkennen. Die Bl. waren
nicht in der gleichen Lage. Wollten sie besonders schnell reagieren,
dann mußten sie die räumliche Anordnung der Körper, von
denen sie alle wesentlichen Merkmale gedächtnismäßig festzuhalten hatten, sich in der Vorstellung rasch gegenwärtig machen
können. Das einfache Herausheben der Körper gelang ihnen
dann ebenso schnell, wie den Sehenden. Wenn wir also bei
Sehenden und Bl. gleich lange Lösungszeiten vorfinden sollten,
werden wir die Leistung der Bl. höher zu bewerten haben, als
die der Sehenden.

In Tab. 30 führen wir die Zeiten für die Suchaufgaben an, die zu den Aufstellungen 11 und 15 (Tab. 27, Kol. 9)
gehören [1]).

Nr. d. Aufst.	Zahl der aufgest. Körper	Namen	Vp T	Vp M	Vp Fb	Vp Db
11.	16	rob taro	15"	19"	20"	15"
	15	gla ras	6"	8"	8"	7"
	14	fein fal	10"	8"	15"	5"
	13	pun gazun	8"	6"	8"	4"
15.	24	gla taro II	28"	25"	30"	22".
	23	gla gazun III	24"	17"	12"	16"
	22	rob ras I	3"	14"	6"	8"
	21	rob fal II	20"	23"	29"	15"
	20	gla taro III	23"	20"	18"	18"
	19	rob gazun I	7"	6"	18"	4"

Tab. 30.

Wir richten die Tabelle so ein, daß wir zunächst die Aufstellungen nennen, auf die sich die Angaben beziehen, dann die
Anzahl der aufgestellten Körper notieren, ferner den Namen
des herauszustellenden Körpers und zuletzt bei den einzelnen
Vpn die Zeiten in Sekunden angeben.

Vor dem Herausstellen hatten die Vpn zweierlei zu überlegen; zunächst: „Welcher Körper wird eigentlich verlangt?"
dann: „Wo finde ich ihn?" Vor dem Greifen nach den Körpern
scheinen nur Fb und Db zur Klarheit über die beiden Fragen
gekommen zu sein. Sie probieren nicht herum, sondern suchen
nach dem bestimmten Körper. Db findet beim Hinstreichen über
die Körper stets den gewollten, Fb. hebt 3mal einen falschen

---

[1])Vergl. dazu die Aufstellungsbilder der EP nach Tab. 28.

Körper heraus, korrigiert sich dann aber sogleich selbst. Die sehenden Vpn, besonders T, heben mehrere Körper auf, überlegen und prüfen, bevor sie endgültig herausstellen. Sie d u r c h d e n k e n also b e i m S u c h e n die A u f g a b e w e i t e r und greifen auf die Körper zurück, um den Denkakt zu Ende zu führen. D i e B l i n d e n r e k u r r i e r e n n i c h t a u f d i e v o r i h n e n s t e h e n d e n K ö r p e r: s i e h a b e n d i e A u f g a b e i n n e r l i c h b e r e i t s g e l ö s t und greifen nach den Körpern, weil sie es sollen, denn der Vl „glaubt anders nicht", dass die Vp „weiß, welches der richtige Körper ist, und wo er steht" (Vp Fb) [1]).

Vergleichen wir nun die Zahlen für die Aufstellung 11 in Tab. 30 miteinander, dann finden wir, daß die Summe der Lösungszeiten bei Vp Db sowohl für die Aufstellung 11 als für 15 die kürzesten sind (31 bezw. 83), daß dagegen die von Fb die längsten sind (ɔ1 bezw. 113), wenn sie auch von den entsprechenden Zeiten der Sehenden (T 39 und 105, M 41 und 105) nur verhältnismäßig wenig abweichen. Wir beachten ferner, daß die Zeiten für die 1. Suchaufgabe durchweg die längsten sind. Die Vpn mußten sich an die Aufgabelösung erst gewöhnen und fanden sich in ihren Aufstellungen wohl auch noch nicht so sicher zurecht. Wir dürfen ferner nicht übersehen, daß die 1. Aufgabe sich in beiden Tabellen auf kleine Körper bezieht, die, wie aus T a b. 3 1 zu ersehen ist, den großen Körpern gegenüber ungünstiger gestellt sind.

Vpn	große Körper			kleine Körper			große u. kleine Körper		
	n	Summe	a M	n	Summe	a M	Summe	a M	m V
T	5	48 "	9,6	5	1'36 "	19,2	2'24 "	14,4	7,6
M	„	51 "	10,2	„	1'35 "	19	2'26 "	14,6	6,2
Fb	„	52 "	10,4	„	1'52 "	22,4	2'44 "	16,4	6,6
Db	„	39 "	7,8	„	1'15 "	15	1'54 "	11,4	5,8

Tab. 31.

Die Tab. 31 zeigt 3 Hauptteile. In den senkrechten Kolumnen sind nach den Vpn zunächst die Zeiten für die großen, dann für die kleinen und zuletzt die für alle Körper gewertet. Beim 1. und 2. Teile nennen wir zuerst die Zahlen der in Frage stehenden Suchaufgaben; bei allen 3 Teilen zählen wir dann die Zeiten für die Lösung der Suchaufgaben zusammen und bringen zuletzt das arithmetische Mittel. In dem letzten Teil errechnen wir noch die mittlere Variation.

Die Tab. 31 bestätigt deutlich die schon einmal erwähnte Feststellung, daß A u f g a b e n, die sich auf die g r o ß e n

---

[1]) Da Fb als Vp bei den Gewichtsversuchen zur Mitteilung von Selbstbeobachtungen ermuntert worden war, so hat er sich mehr als die anderen Vpn geäußert.

K ö r p e r beziehen, von Sehenden und Bl. wesentlich s c h n e l l e r
g e l ö s t werden als solche, die auf die kleinen Körper gehen.
Für jene Aufgaben wird etwa halb soviel Zeit gebraucht wie für
diese. Das hat seinen Grund in der Eindringlichkeit von Größe
und Schwere [1]) und bei uns auch in dem bevorzugten Platz,
den besonders die grossen schweren Körper in den Aufstellungen
erhalten haben.

Wir wenden uns einer Tabelle zu, die uns einen Ueberblick gewinnen läßt über die R i c h t i g k e i t aller der Aufgabelösungen in der SP, für die eine Aufstellung der Körper durch
den VI erfolgte [2]).

Stufen	Aufgaben		Vp T		Vp M		Vp Fb		Vp Db	
	Art	n	r	f (u)	r	f (u)	r	f (u)	r	f (u)
Grundst u.	S-A	8	8		7	1	8		8	
1. Differ.	B-A	14	11 (2)	3 (3)	13	1 (1)	12 (3)	2 (2)	13	1 (1)
	?	6	5	1	6		5	1	6	
2. Differ.	S-A	16	15	1	15	1	16		16	
	B-A	20	15(13)	5 (5)	17	3 ,3)	14	6 (6)	16	4 (4
	?	4	4		4		4		4	
3. Differ.	S-A	22	22		22		19	3	22	
	B-A	24	16 (7)	8 (6)	19	5 (5/	21	3 (3)	20	4 (4)
	?	2	2		1		2		2	
Sa. i. abs. Zahlen		116	98		104		101		107	
Sa i ⁰/₀			84		90		88		92	

Tab. 32.

Die Resultate der Tab. 32 lassen erkennen, daß die in der
entsprechenden Tabelle zur Reihe B (Tab. 24) von uns bemerkten
Unterschiede zwischen Sehenden und Bl. hier nicht ganz so
deutlich hervortreten. Immerhin weisen auch hier die Bl bei
den Begründungsantworten mehr r. Fälle [3]) auf als die Sehenden
(96 : 91). Daß Unterschiede nicht in gleicher Stärke sichtbar
werden, wie in der Reihe B, liegt vor allem daran, daß die
Sehenden hier bei der Aufgabelösung durch die VA gezwungen
sind, statt auf die angeschauten Farben, in gleicher Weise wie
die Bl, vom 2. Tage ab auf die vorgestellten Tastqualitäten zurück-
zugreifen. Sie haben auch nicht so häufig, wie die sehenden Vpn
der Reihe B, Wahrnehmungskriterien bei der Feststellung der
Richtigkeit der Aufgabelösung verwendet. Von den Bl. hat nur
Fb, und zwar auch blos zweimal, von der Erlaubnis, die Körper
vor Abgabe der Begründungsantwort oder der Antwort auf die
Frage: „Was bleibt übrig?" anzufassen, Gebrauch gemacht.

---

[1]) Ach, Begriffsb. S. 76.
[2]) Die Lösungszeiten für die Aufgaben, die sich auf 2 durch die Vp
bewirkte Aufstellungen beziehen, nämlich 11 und 15, sind in Tab. 30
genannt worden.
[3]) Die in Klammern den r. Fällen beigegebenen Zahlen betreffen Begründungsantworten, bei denen unwesentliche Merkmale genannt wurden

Im ganzen rekurrieren die Bl. auf die Körper auch in der Reihe C weniger als die Sehenden.

Zu den in Tab. 32 gezählten Fehlern ist zu bemerken, daß ihre Zahl für die Begründungsantworten bei den Sehenden größer ist als bei den Bl. (25 : 20). Ferner ist die Fehlerzahl bei den Suchaufgabelösungen und den Antworten auf die Frage: „Was bleibt übrig?" für alle Vpn zusammengenommen geringer, als die bei den Begründungsantworten (9 : 45). Auch ist bei den Begründungsantworten der B e g r ü n d u n g s z u s a m m e n - h a n g   n i e m a l s   i m   g a n z e n   f a l s c h, sondern nur u n v o l l - s t ä n d i g dargestellt [1]). Von den Vpn T und Fb werden bei den richtigen Begründungsantworten noch unwesentliche Merkmale angeführt, solche Fälle sind in Tab. 32 den r. Fällen in Klammern beigefügt. Fb erwähnt zu Anfang, daß „gazun" zwei-, „ras" einsilbig ist, läßt solche Angaben aber bald als unwesentlich für den Begründungszusammenhang fallen. T jedoch bringt bis zum Schluß öfters Angaben über das Wortbild und besonders über den Platz, den die Körper in seiner Aufstellung innehatten. Bei den von den Vpn unvollständig gelösten Aufgaben fehlte am ersten Tage die Angabe über die Größe, am 2. Tage die über die Größe oder die Tastqualität, am 3. Tage die über die Größe und die Form, besonders bei der Vp T. Die Bl. haben dabei mehr die Größe, die Sehenden mehr die Tastqualität und die Form vernachlässigt. A n g a b e n   ü b e r   d a s G e w i c h t   h a b e n   n i e   g e f e h l t.

Inbezug auf die Reihenfolge, in der die wesentlichen Merkmale in den Begründungsantworten auftraten, ist zu bemerken, daß Db zunächst das Merkmal nennt, daß neu aufgetreten ist, daß Fb immer das Gewicht zuerst erwähnt, daß die beiden sehenden Vpn aber ein eindeutiges Verhalten nicht zeigen. Zahlangaben werden nur von den Vpn T und Db u. zw. von T nur am 1. Tage, von Db dagegen immer gemacht. Die Ziffer, die am 3. Tag als Teil des Namens neu auftritt, wird von T auf den Platz, von M auf die Größe, von den bl. Vpn aber stets auf die Form bezogen.

3) D i e   L e i s t u n g e n   i n   d e r   P P.

Wie lösen nach einer Versuchszeit von 3 Tagen unsere Vpn die Aufgaben, für die die Vpn der Reihe B 5 Tage als Einübungszeit zur Verfügung hatten? Wir können vorweg sagen, daß die Leistungen im ganzen besser und, soweit ein Unterschied zwischen beiden Gruppen der Vpn bemerkt worden ist, ausgeglichener ausfielen, als in Reihe B [2]). Wir werden die Ergebnisse der EP der Reihe C, da sie neue Momente zur Feststellung des früher zu Tage getretenen Unterschieds zwischen sehenden und Vpn nicht erbringen, summarischer behandeln.

---

[1]) Vergleiche das Verhalten der Kinder bei A c h, Begriffsb. S. 46.
[2]) Wir beachten dabei, daß wir es in der Reihe C mit älteren Vpn zu tun haben.

146

Wir stellen unserem Bericht über die Leistungen der Vpn die Tatsache voran, dass für sie alle Zeichen eine entsprechende signifikative Bedeutung -erhalten hatten. Ein Ueberblick über die T a b e l l e 33, welche die Reaktionen auf die unter Ziff. 9 der PP genannten Reizworte bringt, zeigt, dass ein eindeutiges Verhalten hinsichtlich der Verwendung der Zeichen, wie es bei den Vpn der Reihe B bemerkbar wurde und generelle Unterschiede im Verhalten Sehender und Bl. zu konstatieren erlaubte, hier nicht in so klarer Weise feststellbar ist. Wir dürfen dies wohl darauf zurückführen, dass unsere VA die Sehenden jene Klippen umgehen liess, die insbesondere durch die verwirrende Vielheit der Eigenschaften an den dargebotenen Körpern (die Sehenden hatten bei Reihe B noch die Farben zu beachten) geschaffen worden waren.

Wir gehen die Reaktionen der einzelnen Vpn durch und fragen, welchen der von uns in den Reihen A und B festgestellten Typen unsere Vpn angehören. Die Antwort kann nur lauten: Alle Vpn zeigen hier einen Sachtyp, denn alle ihre Reaktionen stehen zu den Versuchen in direkter Beziehung. Die Vpn waren, wie wir annehmen können, trotz der kürzeren Ein-

Reizworte	Vp T	Vp M	Vp Fb	Vp. Db
gazun	ein großer schw. Körper	groß, schwer	schwer	schlägt dumpf auf
fein fal	leicht	fein fal I	leicht	sehr leicht
glatt	gla Körper	gla	gla gazun I	gla
pun taro II	pun taro III	gla taro II	kl. schwere dreiseitige Säule	pun taro III
leicht	links	fal	pun fal III	fal
fein	fein ras	feines Sandpapier	feines Sandpapier	fein fal
III	vorne	d. kl. Körper	r. Säule	r. Säule
groß	hinten	gazun	gla gazun II	gazun, ras
taro	ein kl. leichter Körper	gla taro I	klein und schwer	die kleinen schw. Körper
rund	vorne	gla taro III	III	III
rob gazun	schwer	rob ras	schwer, rauh	gr. schw. rauh. Körper
pun	Punktierte Grundfl.	pun ras I	Punktschriftpunkte	Punkte a. d. Grundfl.
Würfel	oben	d. gr. Körper	gla ras I	viereckig
gla. ras I	leichter Würfel	gr. leichter Würfel	Würfel	klingt hohl
fein gazun IV	fein gazun III	gla gazun IV	Die Form kenne ich nicht	rob gazun IV
kl. dünnes Bl. Papier	sehr leicht	so leicht wie fal	noch leichter als fal	Was hat das mit den Versuchen zu tun?

Tab. 33.

übung durch die Inanspruchnahme der Selbsttätigkeit und den Zwang, die Körper geordnet aufstellen zu müssen, mit dem Versuchsmaterial intensiver in Berührung gebracht worden. Als individuelle Besonderheiten fallen nach der Tab. 33 auf: für T ein starkes topisches Gedächtnis, das sich in richtigen Hinweïsen auf den Platz, den die Körper in den Aufstellungen innehalten, manifestiert; für Db der akustische Typus, der in Reaktionen wie „schlägt dumpf auf" und „klingt hohl" zu Tage tritt[1]). Die Fähigkeit unserer Vpn, eine grössere Zahl der in den Versuchen kennengelernten Körper vorstellend zu überblicken, beleuchtet die Tab. 34. T fällt hier durch sein fast vollständiges Versagen auf. Er war wohl, wie wir gesehen haben, fähig, eine einmalige Aufstellung der Körper gedächtnismässig festzuhalten, wurden jedoch solche Aufstellungen wiederholt in wechselnder Anordnung notwendig und waren zugleich der jeweiligen Differenzierung entsprechend die gemeinsamen Teilinhalte zu beachten, so versagte diese Vp relativ häufig, trotz offensichtlicher Anstrengung, die sich durch mimische Bewegungen und durch verhältnismässig lange Reaktionszeiten ausdrückte. Auch M

Wieviel gibt es von	Vp Lösung	T Zeit	Vp Lösung	M Zeit	Vp Lösung	Fb Zeit	Vp Lösung	Db Zeit
gla ras	f	23"	r	12"	r	12"	r	10"
ll	f	29"	f	17"	r	15"	f	18"
taro	f	26"	r	10"	r	12"	r	12"
rob	r	18"	r	11"	r	10"	r	3"
gazun l	f	21"	f	12"	r	10"	r	5"
pun lll	-[2])	–	r	23"	r	19"	r	14"

Tab. 34.

erreichte den Durchschnitt der Leistungen der Bl nicht. So sind bei Lösung dieser Aufgabe die Bl. auch in Reihe C den Sehenden nicht unbeträchtlich überlegen, Die durchschnittliche Reaktionszeit bei den r. Fällen betrug für den Sehenden 15", für die Bl. aber nur 11". Eine Beachtung der gemeinsamen Teilinhalte war jedoch sämtlichen Vpn gelungen, wie die richtigen und vollständigen Einteilungen zur Aufgabe 10 der PP beweisen (auch Vp T macht da keine Ausnahme). Typisch für die Bl. sind bei den Einteilungen zu Aufgabe 10 die Zahlangaben, bei Vp Fb ferner noch Hinweise auf Gewichtsunterschiede bei Körpern einer Tastqualitäteneinheit.

Die Lösungen der Aufgaben 11 und 12 der PP zeigen dasselbe Bild wie in der Reihe B: Die Lage der Schilder hatten nur die bl. Vpn beachtet; Gewichtsunterschiede gleicher Körper

---

[1]) Auf den Umstand, dass das Gehör einen wichtigen Einfluss auf das Vorstellungsleben des Bl. gewinnen kann, hat bereits K a n t in seiner Anthropologie (Hartenstein VII, S. 487) hingewiesen. Eine auffällige Inanspruchnahme des Gehörs durch die Bl haben wir bei den Versuchen nach der SM sonst nicht feststellen können (Vergl. auch H e l l e r a. a. O., S. 100 ff).

[2]) Die Vp ist hier gestört worden.

aus verschiedenen Tastqualitäteneinheiten waren von niemand konstatiert worden, auch von Vp Fb nicht, der auf Grund seiner Erfahrungen bei den Gewichtsversuchen auf die Frage 12a der PP vorsichtig antwortete: „Es ist ja möglich, aber ich glaube es nicht." Die tatsächlich bestehenden Unterschiede sind dann auf die Aufgabe 12b hin von allen Vpn als deutliche Unterschiede festgestellt worden.

V. Ergebnisse der Reihe C.

Die modifizierte SM hat dadurch, dass sie die Spontaneität und Produktivität der Vpn mehr in Anspruch nahm und eine verwirrende Vielheit der Eindrücke zunächst ausschaltete, das Ziel, die Aufgaben der PP lösen zu können, früher erreichen lassen, als die Reihen A und B[1]).

In der Reihe C verwenden auch die Bl. bei der Aufstellung der Körper Ordnungsprinzipien, weil sie von den Bl. als notwendiger Teil der Gesamtaufgabe der EP aufgefasst werden.

In den Aufstellungen finden wir bei allen Vpn die schweren Körper rechts.

Aufgaben, die sich auf grosse Körper beziehen, werden wesentlich schneller gelöst, als jene, die auf die kleinen Körper gehen.

Nach dem Hören von Suchaufgaben lösen die Bl. diese schon innerlich, bevor sie nach den Körpern greifen; die Sehenden hantieren sogleich an den Körpern und durchdenken dabei die Aufgaben.

Unsere beiden bl. Vpn haben sich besonders in den Aufgaben der PP, welche zu ihrer Lösung eine intellektuelle Betätigung an den Objektvorstellungen benötigten, sowohl hinsichtlich der Richtigkeit der Lösungen, als auch hinsichtlich der Reaktionszeiten den beiden sehenden Vpn im allgemeinen überlegen gezeigt.

Kapitel IV.
Hauptergebnisse und Schlussbetrachtungen.

Unsere Untersuchungen haben eine Reihe von Ergebnissen gezeigt, die, wie wir es nach der Einleitung erstrebten, ein Beitrag zu der Frage nach der psychischen Eigenart Blinder geworden sind. Wir haben unsere wichtigsten Resultate als Schlusssätze in dem Kap. II und in den Abschnitten 2, 3 und 4 des Kap. III herausgehoben und möchten dazu noch ausdrücklich bemerken, dass wir alle unsere Ergebnisse zunächst nur auf unsere Vpn und die durch unsere VA gesetzten Versuchsbe-

---

[1]) Unsere modifizierte SM erscheint uns ganz besonders geeignet, zu einem Intelligenztest für Blinde ausgebaut zu werden.

dingungen beziehen. Wir möchten uns einen Vorwurf ersparen, der mit Recht fast alle Veröffentlichungen nicht experimentell-psychologischer Art über das Seelenleben der Blinden trifft, nämlich den, Einzelerfahrungen verallgemeinert zu haben. Umfangreicheren Untersuchungen muss es vorbehalten bleiben, weiteres Material zu den Behauptungen bereitzustellen, die wir auf Grund unserer Versuche aussprechen durften. Wenn unsere Feststellungen auch nicht Anspruch auf unumschränkte Geltung erheben, so können doch gewisse Ergebnisse mit einem hohen Grad von Wahrscheinlichkeit als typisch für die Blinden angesprochen werden. Unsere Resultate lassen sich unter zwei Fragen stellen: I.) „Wie verhält sich der Blinde bei einfacher und bei komplizierter geistiger Betätigung?", II.) „Was leistet der Blinde dabei?".

Als Hauptresultat betrachten wir die Feststellung, dass der Blinde dem ihm in der Anschauung, insbesondere in der taktilen Wahrnehmung, gegebenen realen Gegenstand mehr Aufmerksamkeit zuwendet als der Sehende, ihn aber dann leichter verlässt, sodass er auch dort mit Erinnerungsbildern operiert, wo der Sehende noch auf die Anschauungen selbst als Hilfen bei Aufgabelösungen zurückgreift.

Dieses Verhalten, das wir an allen unseren bl. Vpn, bei den Versuchen nach der Konstanzmethode sowohl, als auch bei denen nach der Suchmethode, bemerkt haben, muss aus der allgemeinen, durch das Fehlen des für das psychische Leben der Sehenden ausschlaggebenden Distanzorgans, des Auges, bedingten Einstellung der Bl. der gesamten Sinnenwelt gegenüber verstanden werden. Dem Bl. drängen sich die Sinneseindrücke nicht in gleicher Anzahl auf, wie dem Sehenden, er ist es ferner gewöhnt, dass sie ihm nicht so oft begegnen. Die gesunde Psyche des Bl. wird darum aus einfachem Selbsterhaltungstrieb heraus die Eindrücke gieriger einfangen und energischer festhalten, sobald sie sich ihm das erste Mal darbieten und sie ihn zur Lösung von Aufgabestellungen zwingen. Der teleologische Charakter solch eines Verhaltens, dem wir bei unsern bl. Vpn immer wieder begegneten, leuchtet unmittelbar ein. Auch G. E. Müller[1]) und Krogius[2]) haben bei Gedächtnisuntersuchungen ein energischeres Festhalten von Eindrücken bei Bl. konstatieren können. Unsere Feststellungen haben gezeigt, dass und wie durch eine erhöhte Aufmerksamkeitszuwendung das Fehlen des Distanzorgans des

---

[1]) G. E. Müller, Zur Analyse d. Gedächtnist. u. d. Vorstellungen. I, S. 59.

[2]) Krogius, Archiv für die ges. Psychol. 4, 1904, S. 100.

Sehenden ausgeglichen und gewisse dem Bl. eigentümliche Verhaltungsweisen begründet werden. Der Bl., der einen Gegenstand gründlich abgetastet hat, braucht diesen selbst nicht mehr; er begnügt sich mit der Vorstellung, die durch Reproduktion oder Perseveration[1]) gefestigt wird. Er muss sich so verhalten, weil ihn das Fehlen des Distanzorgans oft dazu zwingt, und er stützt sich dann aus Gewohnheit auch dort auf Vorstellungen, wo er, ähnlich wie der Sehende, ganz mühelos auf Sinneswahrnehmungen zurückgreifen könnte; so flieht er schliesslich die Dinge der Wahrnehmung, die ihm ja sonst vielfach entfliehen. Einen Ausfall für das psychische Leben muss solch eine Dingflucht dann bedeuten, wenn die Vorstellungen Erinnerungsbilder von unvollständigen Wahrnehmungen sind und dann gar noch durch die Phantasie verändert werden. Solche Vorstellungen müssen, da sie sich nur ausnahmsweise an Wahrnehmungen verstärken und korrigieren können, zu Surrogatvorstellungen[2]) werden und können wohl mit zur Entstehung des von uns charakterisierten Worttyps beitragen. Ein Bl., der über derartige Bewusstseinselemente verfügt, wird oft sich selbst täuschen und wohl auch seiner Umwelt anspruchsvoll und herausfordernd gegenübertreten[3]). Bei unsern Versuchen sind wir dem Worttyp in reiner Ausprägung wahrscheinlich deshalb so selten begegnet, weil insbesondere die VA der Reihe C im Sinne einer Verstärkung der Vorstellungen durch die Wahnehmung wirken musste. Die Gewohnheit, mit der Vorstellung statt mit der Wahrnehmung zu operieren, konnte darum die Bl. im Vergleich zu den Halbblinden und den Sehenden öfters dort zu bessern Leistungen befähigen, wo ein Zurückgreifen auf die sinnliche Wahrnehmung nicht mehr möglich war. [4])

---

[1]) Müller, (a. a. O. S. 60) führt aus, dass der von ihm untersuchte Bl. der Anweisung, nicht an die gelernte Reihe zu denken, deshalb nicht habe Folge leisten können, weil ihm als Bl. nach seinen Angaben alle die Ablenkungen fehlten, welche dem Sehenden ein Abschweifen der Gedanken so leicht machten. So ist bei dem Bl. die Perseveration der Vorstellungen zweifellos begünstigt.

[2]) Hitschmann, Zeitschr. f. Psych. u. Phys. d. Sinnesorgane III, S. 394 ff Heller a. a. O. S. 125 ft.

[3]) Javal, Entre aveugles. Paris 1903. S. 155 ff.

[4]) Seit Abfassung dieser Arbeit liegen folgende für die Blindenforschung wichtige Arbeiten vor:

W. Ahlmann,   Zur Analysis des optischen Vorstellungslebens. Ein Beitrag zur Blindenpsychologie. Arch. f. d. ges. Psych. Bd. 46, S. 193 ff, 1924.

J. Wittmann,   Raum, Zeit, Wirklichkeit. Arch. f. d. ges. Psych. Bd. 47 S. 428 ff, 1924.

A. Petzelt,   Zum Problem der Konzentration bei Blinden. Diss. Breslau 1923.

Können wir mit Wittmann gegen Goldstein und Gelb sagen: „Ich bin mir nicht sicher, ob es Goldstein und Gelb gelungen ist, bei ihrem Kranken, der nicht effektiv blind, sondern nur „apperzeptiv seelenblind" war, die Reproduktion von Raumvorstellungen bezw. von „apperzeptiven Raumordnungsschematen als bei ihren Lokalisationsversuchen nicht vorhanden zu erweisen" (Wittmann, a. a. O. Seite 441). dann dürfen wir gegen Wittmann behaupten: Die Sätze: „ Es gibt nur einen optischen Raum, er ist die perzeptive Ordnung der Sehinhalte. Für die Annahme eines Tastraumes oder eines Hörraumes scheint mir keine Berechtigung vorzuliegen" sind nicht unanfechtbar. Es kann den Blindenpsychologen nicht genügen, wenn das Problem hier vorzugsweise als Aufgabe der Philosophie angefasst wird; beweiskräftiges psychologisches Material wird nicht geboten. Wir können es nicht verstehen, dass man auf Grund von Selbstbeobachtungen eines Erblindeten, also eines „nicht sehenden Sehenden" — Wittmann bezieht sich in erster Linie auf Ahlmann —, der dazu noch in seiner Gruppe einen Sondertyp darstellen kann, glaubt, etwas Abschliessendes über Bewusstseinsverhältnisse von Blinden aussagen zu können. Die Schwierigkeiten bei Untersuchungen Blinder kennen wir sehr wohl, können Experimente mit ihnen deswegen aber nicht für aussichtslos halten; wir erblicken vielmehr auch weiterhin nur in Versuchen nach unwissentlichem und wissentlichem Verfahren eine wirkliche Fundierung der Blindenpsychologie (Vergl. auch A. Peiser, Zur Methodologie der Blindenforschung, „Der Blindenfreund", Jahrgang 44, Nr 5). Die letzte Entscheidung liegt stets beim Experiment, dagegen nie und nimmer bei den Ergebnissen einer analysierenden Selbstbeobachtung, die ohne Zuhilfenahme einer geeigneten Variierung von experimentellen Bedingungen zur Durchführung gelangt ist. Dass im übrigen Wittmanns Darlegungen, insbesondere manche seiner treffenden Bemerkungen über die Stellung Blinder zur Wirklichkeitswelt, der Blindenforschung starke Anregung bringen werden, daran ist nicht zu zweifeln.

Die von der Philosophischen Fakultät zu Breslau als „ausgezeichnet" anerkannte Schrift des Blindenpädagogen Petzelt liegt uns leider nur in einem Auszug vor. Wir lesen dort („Der Blindenfreund", Jahrgang 43, Nr 6): „Für Sehen und Tasten ist Räumlichkeit der notwendige Sinn der Modalität, das Hören zeigt nur mögliche Raumbezüge."

Die Resultate unserer Untersuchungen werden durch derartige principiell verschiedene Standpunkte zur Frage nach dem Tastraum bei Blinden nicht berührt. Die Dingflucht der Bl. spricht nicht gegen die Möglichkeit des Tastraumes, sie beweist zunächst nur, dass bei der Erfassung räumlicher Verhältnisse für die Bl. besondere Schwierigkeiten bestehen.

Inhaltsverzeichnis.

Abkürzungen.

b   nach Grossbuchst., die für Namen stehen,
                                            = blind

bl. = blind; Bl. = Blinde, Blinder
hb   nach Grossbuchst. als Namenkürzung = halb-
                                                blind

Chg = Charpentiergewicht
ChT = Charpentier'sche Täuschung
EP = Einübungsperiode
F..R. = Fehlreaktion
g = schwerer
gg = schwerer deutlich
G = Grundgewicht
gl = gleich
k = leichter
kk = leichter deutlich
PP = Prüfungsperiode
r. Fälle = richtige Fälle
SM = Suchmethode
SP = Suchperiode
S-tag = Schematag
U = Urteil
u = unentschieden
VA = Versuchsanordnung
V = Vergleichsgewicht
Vl = Versuchsleiter
Vp, Vpn = Versuchsperson, Versuchspersonen
VR = Versuchsreihe

Abkürzungen für die bei den Versuchen nach der SM benutzten Körper und ihre Bezeichnungen siehe unter Abschnitt 1 des III. Kapitels.

www.ingramcontent.com/pod-product-compliance
Lightning Source LLC
Chambersburg PA
CBHW021942220326
41599CB00013BA/1635